U0036088

想活就要動

原書名：運動養生

總策劃◎周亞菲
作者群◎杭成剛、潘建榮、王九龍

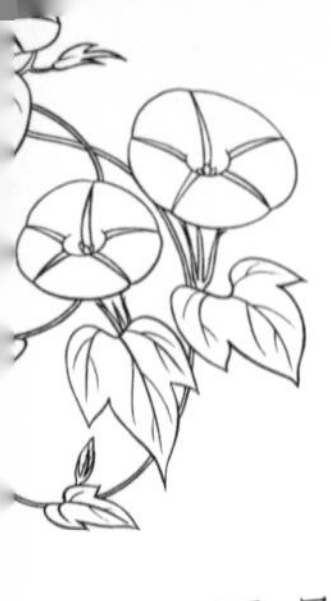

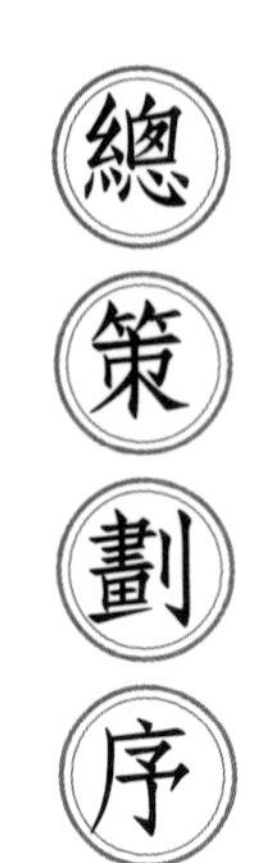

總策劃序

中國傳統中醫學除了運用青草藥物、針灸治療調整人體臟腑經絡平衡之外，尤其注重日常以養生來預防疾病，從而達到健康目的。早在《黃帝內經》中就提出「虛邪賊風，避之有時；恬淡虛無，真氣從之；精神內守，病安從來」的防病觀念。疾病的發生與自然界氣候變化有著非常密切的關係。而病與不病的主要關鍵，卻在於人體虛與不虛。因此預防疾病不僅要避免外來的致病因素，更重要的是如何保養體內正氣，達到養生的目的，形與神俱，終其天年。

調養精神　《素問・陰陽應象大論》說：『「怒傷肝」、「喜傷心」、「思傷脾」、「憂傷肺」、「恐傷腎」。七情過度，精神過用，可以傷神，以至形體損傷。』《素問・上古天真論》云：「外不勞形於事，內無思想之患，以恬愉為務，以自得為功，形體不敝，精神不散，亦可以百數。」要求我們少思寡欲、胸懷寬廣、樂觀，以避免過度的精神刺激，使精神始終保持正常狀態，從而使神明而形安。

適宜的生活規律　《上古天真論》中說：「食飲有節，起居有常。」飲食不節可以傷形，即「形食味……味傷形」；起居失常也可以傷形，即「暮而收拒，無擾筋骨，無見霧露，反此三時，形乃困薄」；房事不節，尤能耗傷精血致形敗神傷。因此我們不可暴飲暴食，過食肥甘厚味，不可房勞過度。要有適宜的生活規律，達到「正氣存內，邪不可乾」。

勞逸適度 《素問·宣明五氣論》中有「久視傷血，久臥傷氣，久立傷骨，久行傷筋」之說，疲勞過度會影響健康。然而，不勞動同樣會影響健康。華佗說：「人體欲得勞動，但不當使極耳。動搖則氣穀得消，血脈流通，病不得生。」說明適當的體力運動，不但能夠鍛煉體格，使精神充沛，而且有預防疾病的積極意義。

除了以上三點外，還有就是避其邪氣，也就是避免外邪對形體的損害。還應運用氣功強身。氣功具有舒利筋骨、強身健體、充實精力的功效，起到正氣存內、精神內守等良好作用。

緣於以上中醫學的核心，我們特別精心規劃了《老中醫不傳的食療秘方》、《想活就要動》、《老中醫不傳的藥膳食譜》、《會吃是學問》、《老中醫的養顏秘方》、《練氣》等書，內容涵蓋了中醫學的所有養生智慧。

這些書不但有科學的實證理論，而且對於身心疾病的預防、治療、保健和功效上皆有諸多的實用價值，更重要的是可以幫助家庭中每個成員在日常生活中輕鬆達到養生防病的目的。

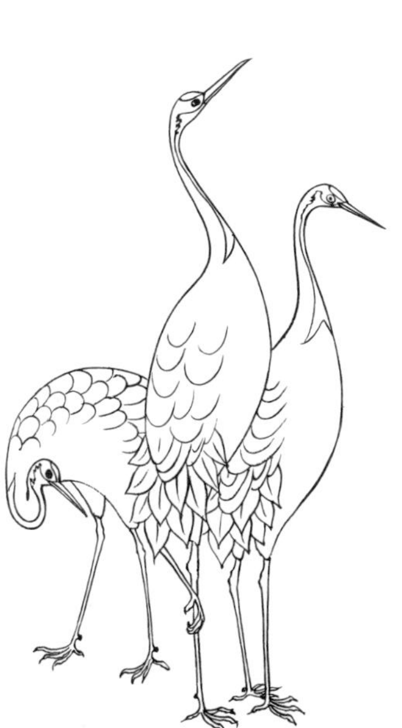

序言

隨著現代社會的發展，人們參加運動的機會越來越少，「文明病」卻越來越流行；諸如神經衰弱、肥胖症、高血壓、冠心病、糖尿病、癌症等等，嚴重地侵蝕著人們的健康和生命。

運動養生是指運用傳統的體育運動方式進行鍛鍊，達到增強體質、益壽延年的目的。我國傳統的運動養生之所以能夠健身、治病、延年，是因為它有一套系統的理論和行之有效的方法。早在先秦時代，人們就採用舞蹈、射箭、導引等運動方法來達到養生祛病的目的。到了漢代，導引術已發展得很有系統了，特別是名醫華陀模仿虎、鹿、熊、猿、鳥五種禽獸的動作，創編了具有養生作用的五禽戲，一直流傳民間，深受人們喜愛。

古典醫著「黃帝內經」強調精氣神的統一，指出「呼吸精氣、獨立守神、肌肉若一」講求意識活動、呼吸運動，和軀體運動的密切配合，這也是運動養生的最大特點。很顯然，這是在闡明一個道理「動則身健，不動

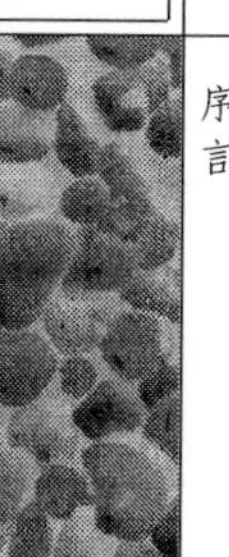

則體衰」。隋唐時代，人們不僅繼承了以往的運動養生方法，而且整理、創編了多種形式的運動養生法。例如「諸病源侯論」就載有「養生方導引法」孫思邈將導引、調氣等運動方法作為養生的重要內容。到明清兩代，運動養生的方法亦給予加工整理，更加糸統化、科學化了。

總之，在我國傳統的運動養生中，集氣功、導引、武術之精華，形成了各種流派，各種形式的健身術，其種類之多，方法之廣，不勝枚舉。其中流傳最廣，影響較大，為羣眾所喜愛者，有氣功、導引、五禽戲、八段錦、太極拳、外丹功等。另外，跑、跳、健身操、有氧舞蹈、健美運動等也日益普及。

練這些功法，可以全面、糸統地鍛鍊身體的每個部份，其養生益壽作用為世所公認，而且它也是中國古代養生文化和體育文化最特異的篇章之一。但願通過挖掘、整理、普及、提高，能在現代生活中發揚光大。

目錄

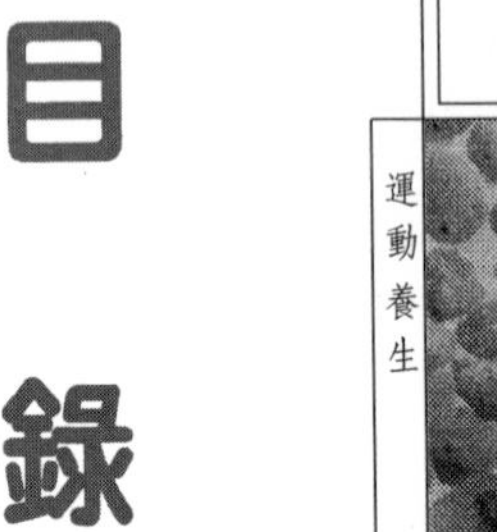

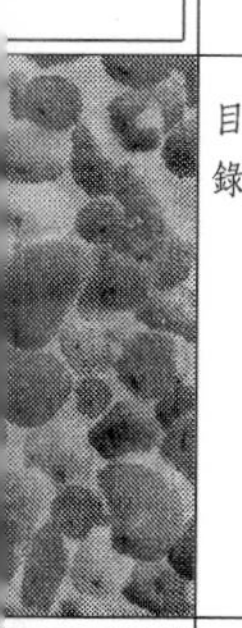

（本書列舉中醫專業術語共二十個，於書頁二一七至二二三頁，以提供讀者參考、查閱）

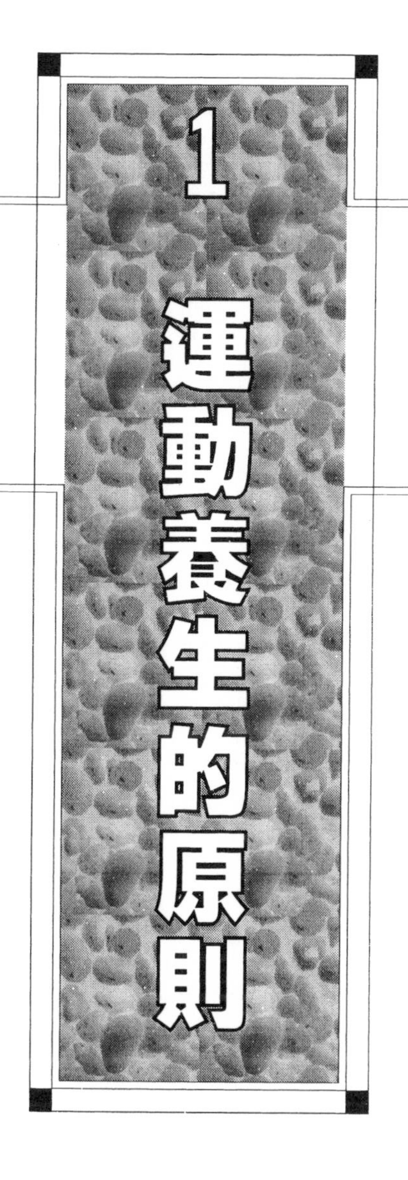

1 運動養生的原則

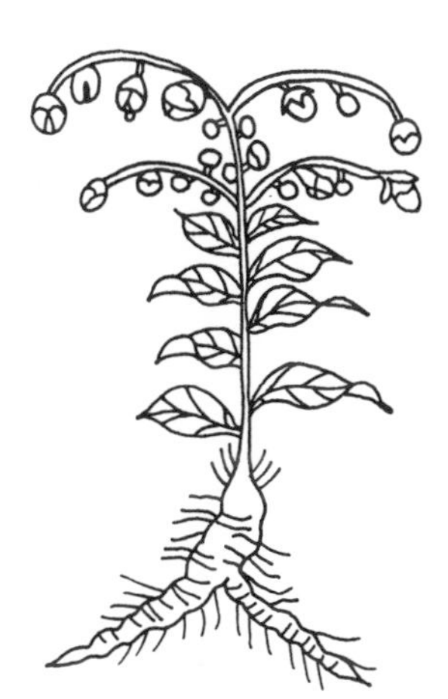

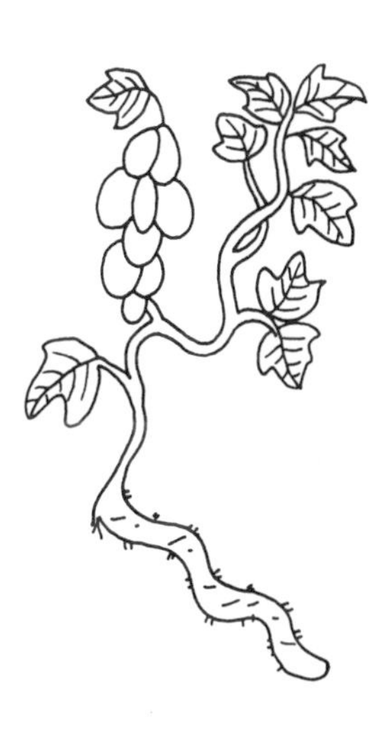

法於陰陽、和於術數

◇《黃帝內經》提倡「提挈天地，把握陰陽」

「提挈天地，把握陰陽」就是要人們根據自然界和自身陰陽相互變化的規律，適應自然改造自然。猿之所以能進化到人，人之所以繁衍昌盛，其中一個重要原因，就是能適應自然環境的變化。

作為一般的養生防病，主要是認識自然變化的規律，即自然界是物質的，而且是不斷運動變化著的，只有運動，才發生變化，只有變化，才產生萬物。這種運動變化統據了整個宇宙，因而產生了天體和生命。

◇生命是天地陰陽對立統一運動的結果

根據陰陽學說的理論，認為物質世界，天地萬物都是陰陽二氣構成，生命是大地陰陽對立統一運動的結果。古人又認為天氣下降，地氣上升，升降的會合，稱為「氣交」，人和生物都生存在這個「氣交」之中。天地的氣交變化運動，孕育了整個生物界。

◆人體陰陽運動的基本形式是「升降出入」

《黃帝內經・素問・六微旨大論》指出：「出入廢則神機化滅，升降息則氣立孤危。」就是說，生物一旦和周圍環境的對立統一運動停止，生命就停止了。沒有升降出入的運動，動物界不會有生老病死的過程，植物界也不會發生生長開花結果的變化，升降出入運動是一切事物成敗的根本原因。

從發病學的角度而言，不論是「六淫①」所傷，還是「七情②」致病，只要人體升降出入運動發生障礙，人體就要患病。例如，肺主氣，心主血，肺的功能障礙則會影響到血液之運行，「氣為血歸③」，氣行則血行，氣滯④則血凝，故可見氣血瘀滯之症；又如，心火不能下降於腎，腎水不能

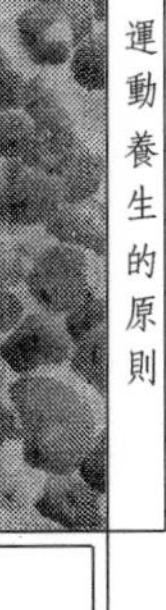

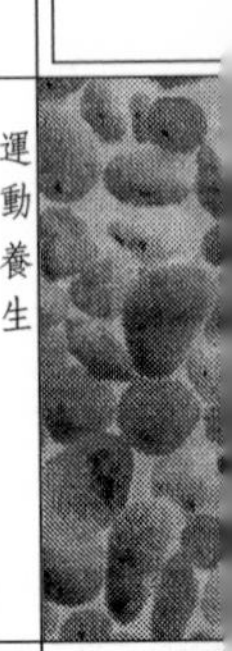

上濟於心，則可導致「心腎不交⑤」之症；再如，脾主升清，胃主和降，脾胃不和則可出現飲食停滯之症等。

總之，人體的氣機升降出入的運動失常，則能影響到臟腑、經絡、氣血、陰陽等各方面功能的協調平衡，可涉及五臟六腑，表裡內外，四肢九竅等各方面的多種病變。

◆陰陽運動的盛衰是決定壽命長短的關鍵

人體就是一個陰陽運動狀態的整體，人生歷程就是一個陰陽運動的過程，人類欲健康長壽，必須取決於陰陽運動規律，來調節人體內的陰陽平衡，這就是中醫養生學的「恒動觀」，這一理論，千百年來，一直有效的指導著人們的養生保健。

一般的說，人從中年後期開始，在生理上開始老化，人體的一切器官、組織均逐漸萎縮，臟腑功能相應衰退，脾胃虛弱，氣血運行不暢，肺主氣的功能低下，諸竅不利，神志失聰等。在這種情況下，通過多種多樣的運動鍛練，可以提高身體內部的新陳代謝，「吐故納新⑥」的活動，使各器官充滿活力，從而延遲各器官的衰老改變。

提出要「和於術數」，就是要適當掌握幾種養生鍛練術。中醫養生學在其發展的漫長過程中，集氣功、導引、武術之精華，形成了各種流派、各種形式的健身術，其種類之多，方法之廣，不勝枚舉。

僅久傳於世而又行之有效的方法，就不下百餘種。其中，流傳最廣，影響較大，為群眾所喜愛，有：氣功、導引、五禽戲、八段錦、太極拳、易筋經等。這些方法在理論上各有側重，動作上自成體系，各有特色，有自己完整的套路。這些功法，可以全面、系統的鍛練身體的每個部分，其養生益壽作用為世所公認。

◇中醫健身術，既不同於氣功，也不等於近現代體操運動

從養生家的角度來看，所謂健身，就是通過一系列內（氣）、外（形體）結合鍛練的方法來「導氣令和、引體以柔」，達到養生長壽的目的。

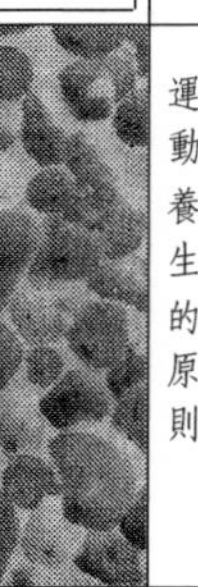

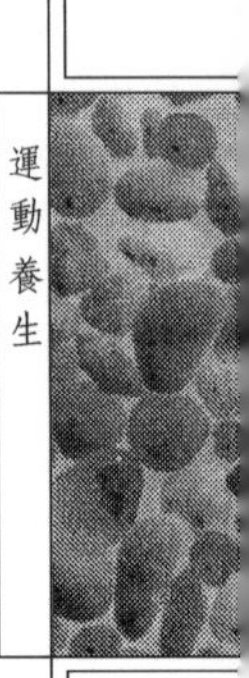

無論是以養生健身，抑或是從體育醫療來說，中醫健身術同近現代體操有很大的區別，同時，它也並非如很多人所認為的那樣，就是現代的氣功或完全屬於氣功的一部分。

運動是近現代體操和中醫健身術的靈魂和生命，但是在東西方思維模式中動與靜的觀念卻是不同的。西方的動靜觀建立於邏輯思維方式上，動的便是動的，靜的便是靜的，二者涇渭分明，不可混淆。

建築在運動解剖學層次上的西方體操，著眼於發展人的運動器官和肢體肌健，按一種直觀的審美意識和標準來塑造人的理想形象，賦於人以雄健偉壯的體魄身軀和偉大的力量，追求的是外在的力與美；而中醫健身術是建築在中國古代生理知識層次上的，著眼於發展人的內臟器官的生理功能，追求的是精神旺健，神氣充足，身心康樂，洋溢著內在的生命力。

西方體操的運動形態是單純的，一元的，盡管它令人眼花繚亂，血脈賁張，扼腕踴躍，但其基本內容不過是人的肢體動作；而中醫健身術則是多元的，是多種方法要素的組合，是呼吸吐納為主的行氣術與模仿動物的

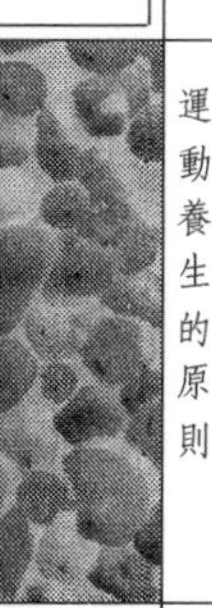

肢體活動相結合的。

由此可見，中醫健身術是一種養生術，又是一種體育醫療方法，它的基本內容包括肢體活動、呼吸吐納運動和自我按摩。這和以肢體運動為唯一構成的西方近現代體操是十分不同的。同樣，中醫健身術也不完全歸類於氣功，儘管在強調掌握呼吸技巧和方法上很多健身術與氣功相通，然而也有很多健身術如太極拳、自我按摩等並不屬於氣功範圍。

流水不腐、戶樞不蠹

◆古希臘偉大的思思家亞里斯多德提出的，「生命在於轉動」

「生命在於轉動」，這句膾炙人口的名言，是公元前三百年古希臘偉大的思想家亞里斯多德提出的，他認為，自然界是一個物質的世界，物質是永恒運動著的，人為萬物之靈，亦不能例外。人的生命運動，主要表現

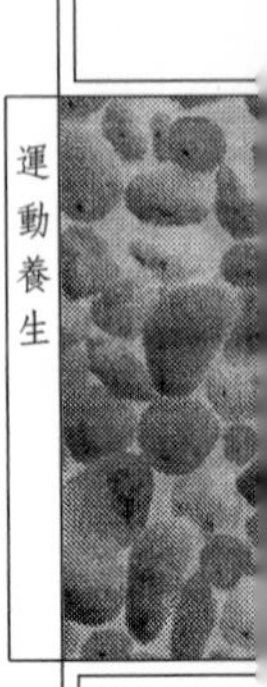

在不斷的把外界的物質，同化為自身的物質；同時又把自身的物質，異化為別的物質，這種運動轉化一停止，人的生命也就停止了。

◇《呂氏春秋》認為「流水不腐，戶樞不蠹」

戰國時期呂不韋在《呂氏春秋》中說：「流水不腐，戶樞不蠹，動也。形氣亦然，開不動則精不流，精不流則氣鬱」。這裡，以流動著的水不會腐敗，轉動著的門樞不會被蟲蛀為譬喻，說明不斷運動是保持生命力經久不衰的關鍵所在。

同時，從形、氣的關係上，指出了不運動的危害，人的形體和精氣需要經常運動才能強壯充盛，倘若形體不運動，則每易導致精氣不能暢達周身，臟腑氣機鬱閉，輕則諸病叢生，重則危及性命。

◇運動是生命存在的特徵

現代研究認為，人體的每一個細胞無時不在運動，合理的運動能改善

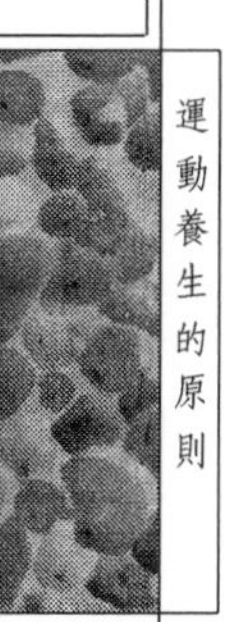

人體各個系統的功能。不僅可以使肌肉發達、骨質增強，而且使心臟活動增加，促進血液循環；肺臟呼吸加快，增進氣體交換；脾胃轉化增強，食慾旺盛，消化吸收功能好，促進整個機體的新陳代謝，更有利於加強大腦皮質對肌肉和各內臟器官的調節能力，增進中樞神經系統的功能。

一旦體質增強了，抗病能力也會隨之加強，從而可以減少發病的機會，即使患了病，恢復起來也比體質弱的人快。

◆最易產生疾病的，莫過於長期不從事運動

希臘思想家亞里斯多德曾經說過：「最易於使人衰竭，最易於損害一個人的，莫過於長期不從事體力活動」。大量的臨床實驗也發現，不運動是引起疾病和早衰的重要原因。

如心臟病學者曾做過這樣的試驗：經專門委員會認定身體完全健康的20～30歲的若干男子，按照試驗的規定，在20個晝夜裡一直臥著，不准他們起坐、站立和做操。另設一個對照組，也按同樣規定接受試驗，差別只

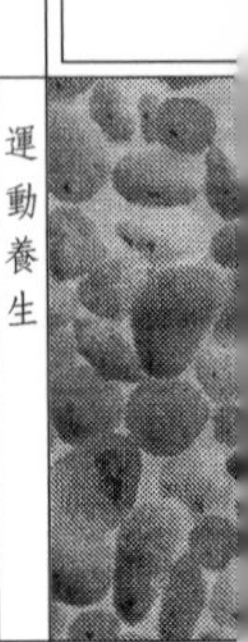

在於一晝夜可在專門的器械上鍛練4次，但仍保持臥勢。試驗進行到3～5天，接受試驗不鍛練的人都說背部肌肉酸痛、食慾不振、便秘。

20晝夜過去後，當他們從床上坐起來的時候，都感到頭暈目眩，肌力極度衰弱，渾身乏力，脈搏不正常的加快。不少人站起來後，脈搏不是加快而是極度減緩，血壓急驟下降並處於暈厥狀態。心臟功能減弱，體內組織嚴重缺氧，任何活動（例如在室內走動或爬梯子）都使肌肉感到疼痛，直到試驗結束後2～4天都是如此。而試驗期間進行鍛練的那些人，則保持著正常的情況。

◇「動則不衰」是運動養生、健身的重要觀點

「動則不衰」，這句名言是中醫醫家、養生家長期經驗的結晶，是中華民族養生、健身的傳統觀點，是通過傳統的體育運動方式進行鍛練，從而達到增強體質、益壽延年的目的。大量的事實也証明，人們越是運動，身體對自然界的適應能力就越強，對疾病的抵抗力就越大。

如世界上許多長壽地區，百歲老人很多，除了與山區空氣新鮮，陰離子較多有關外，還與人們經常運動、活動筋骨、身體健壯有重要的關係。中國古代諸多帝王將相不通過自己的努力，使生命充滿活力，卻迷信於道士的長生不老仙丹，結果不但不能如願，有的反而因長期服用含朱砂、硫磺類有毒藥物的仙丹，慢性中毒而死亡。

也有的人對想像中的神仙閻王頂禮膜拜，希望由神賜予高壽，結果如「希望的肥皂泡」，屬於異想天開。如此從正反兩方面足以說明，運動是生命的特徵，是人類健康長壽的保證，也是最重要的養生方法之一。

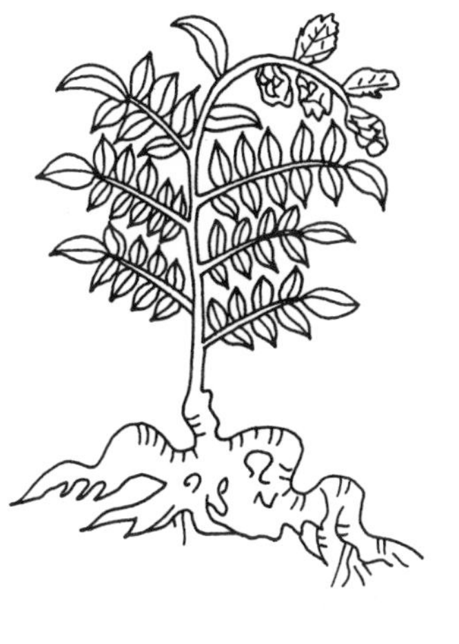

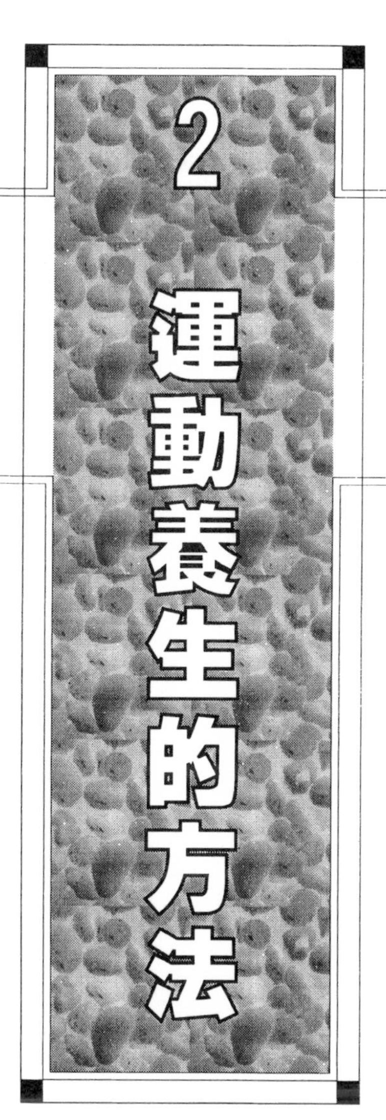

2 運動養生的方法

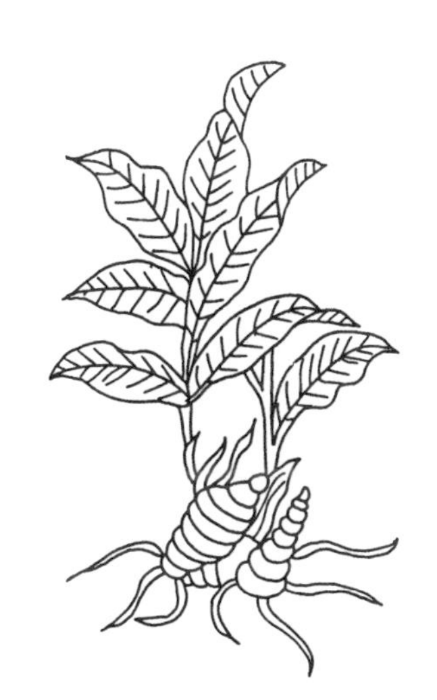

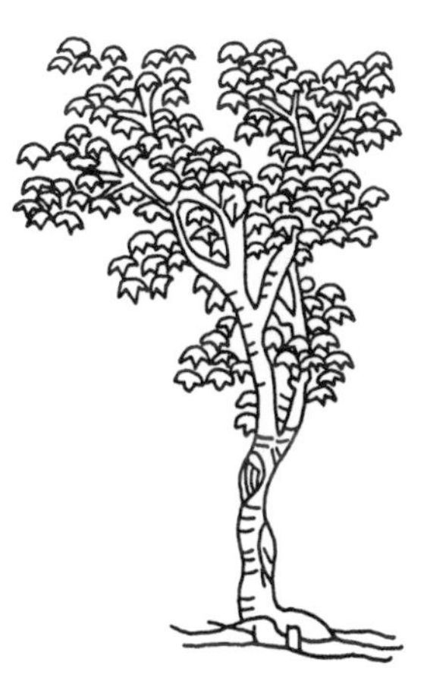

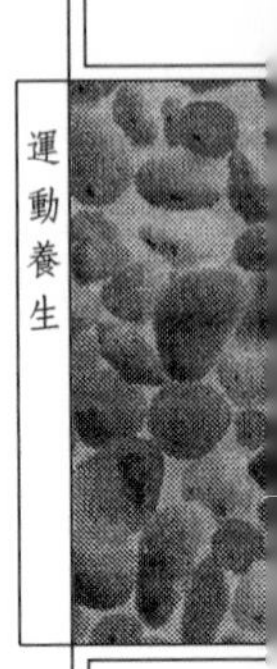

一張一弛、文武之道

◇《禮記》提出「一張一弛，文武之道也」

《禮記》曾說：「張而不弛，文武弗能也；弛而不張，文武弗為也。一張一弛，文武之道也」。文、武，原指周文王、周武王，拉開弓弦稱張、放開弓弦稱弛，這句話原意是說治理天下必須寬嚴結合。後來，人們更多的用這句話來比喻生活中勞、逸必須結合，才能達到養生的目的。

◇劇烈運動可導致人的生命進程縮短

如前所述，運動鍛練可使生命力更加旺盛，適度而持久的運動，大大有助於養生保健，但強烈而持久的運動，超過了機體所能承受的極限，極易導致一些危急病症的產生，如心絞痛，心肌梗塞等，甚至危及生命。

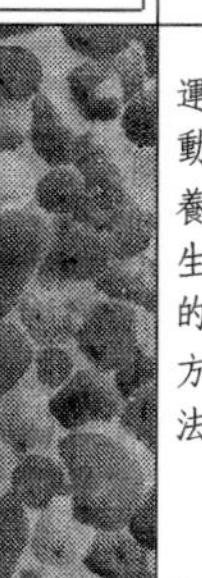

國外有家保險公司在調查了五千名已故運動員生前健康狀況後發現，其中有些人在40～50歲左右就患有心臟病，許多人的壽命比普通人還要短，這可能是因為這部分運動員生前運動量過大的緣故。加速體內某些器官的「磨損」及生理功能的失調，從而導致生命過程大大縮短。

◆自我運動檢測是張弛有度的良好方法

自我運動檢測，就是定期的檢測自己的運動成績，生理指標和自我感覺，進行詳細登記，並對這些數據綜合分析，用以評價運動的強度和密度是否安排得當，通過運動是否達到了增強體質，提高技能的目的。

適合於運動負荷的主觀感覺，應該在運動後睡眠正常，飲食良好、精神振作、情緒愉快，反之，就可能為過量運動。

反映運動強度最易檢測的生理指標是運動時的心率，即每分鐘的心跳次數，人們可以通過觀察心率的變化，來判斷所採用的運動強度是否恰當。

循序漸進、持之以恒

◇「適度不疲，循序漸進」是運動養生的科學要求

運動養生是通過鍛練以達到養生延年的目的，因此，要注意掌握運動量的大小，尤其是體質較差的人更要注意。運動量太小則達不到鍛練的目的，起不到健身作用；運動量太大則超過了機體耐受的限度，反而會使身體因過度疲勞而受損。

尤其是初次參加運動的人，開始時運動量不宜過大，時間也不宜過長，以便逐漸適應。對於某些較劇烈的運動，初次鍛練可能引起肌肉酸痛，不必擔心，繼續堅持鍛練，1週左右症狀就會消失，2～3週後就會嚐到甜頭。所以開始3週左右的時間很是關鍵。

因此，初學乍練，要從基本功、入門功開始，認真體會練功要領，逐

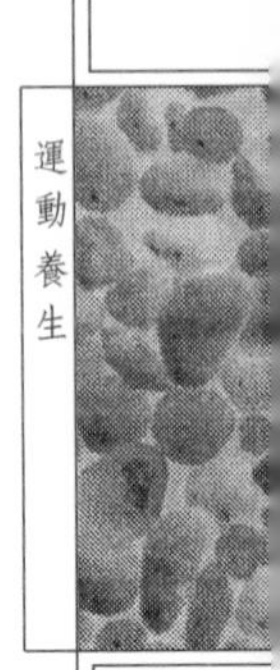

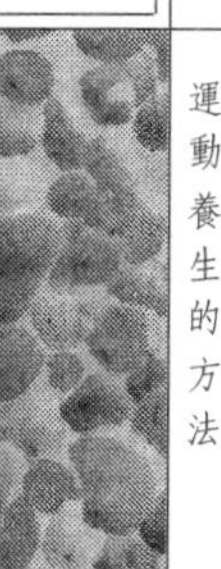

步加深功夫，不能急於求成，不要設想在幾天內即可練成某種功夫，必須由簡到繁，由淺入深，循序漸進，逐步掌握。只有這樣，才能保證把基礎打好，防止出現偏差。

＊首先安排相對固定時間　美國威斯康星大學運動醫學的研究認為，每週至少應鍛練3天，每天50～60分鐘，如每天堅持認真鍛練10分鐘以上，往往能收到較好的效果。一般認為，最理想的是每天堅持運動，實在有困難的，也應隔日1次，每次30分鐘左右。

＊其次選擇適宜運動項目　運動鍛練首先要解決的是選擇一個適合於自己身體條件的運動項目，這樣有助於培養自信心和加強堅韌不拔的毅力。運動項目很多，具體選擇時可根據以往的運動基礎和愛好來選擇，如過去喜歡長跑，可選擇長跑來鍛練身體；也可根據自身身體狀況加以選擇，如以跑步為例，體質好的可選中、長距離跑步；體質差的可走、跑交替進行，體質更差的，可取散步或慢跑。另外，選擇運動項目時還應考慮季節、氣候、工作性質、周圍環境等因素。

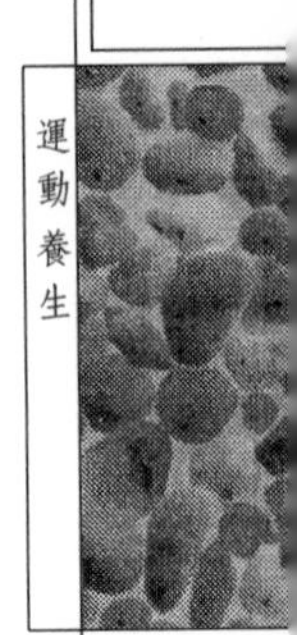

＊最後樹立長期運動的恒心　選擇了合適的運動項目，並有相對固定的時間，並不等於就能持之以恒，如果運動時蜻蜓點水，應付差事，思想上不集中，就不會達到運動養生的目的，因為運動養生，不僅是身體的鍛練，也是意志和毅力的鍛練。

◆「三天打魚，兩天曬網」是運動養生之大忌

大量事實證明，運動養生必須長期堅持，從不間斷，如果「三天打魚，兩天曬網」或「一曝十寒」是不可能達到保健身體，延緩衰老之效。甚則反而有害於身心健康。

譬如有人對36名肥胖女子進行觀察，讓她們參加為期12週的快走與慢走相結合的運動，大多數受試者減輕了體重。但1年半以後復查，約有64%的人已不再鍛練了，因而原來已減輕的體重又復增加，說明運動養生中切勿因短期內看不到成效而輕易放棄運動，一定要持之以恒，堅持不懈。

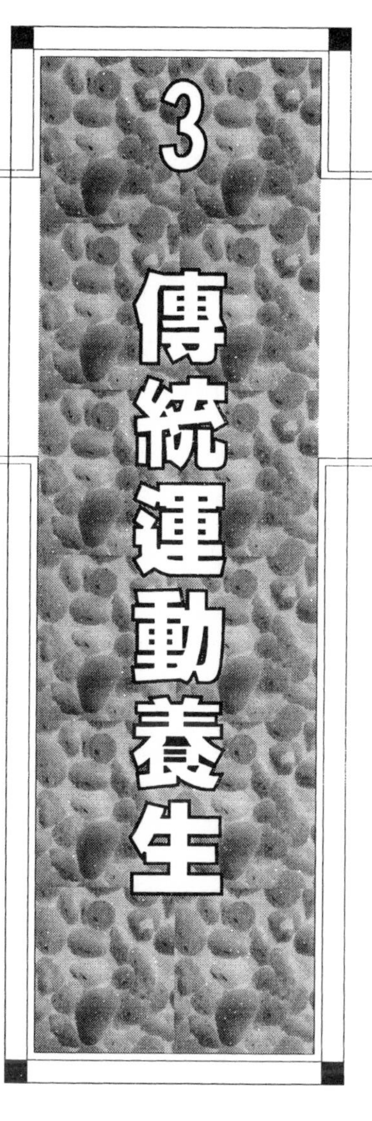

3 傳統運動養生

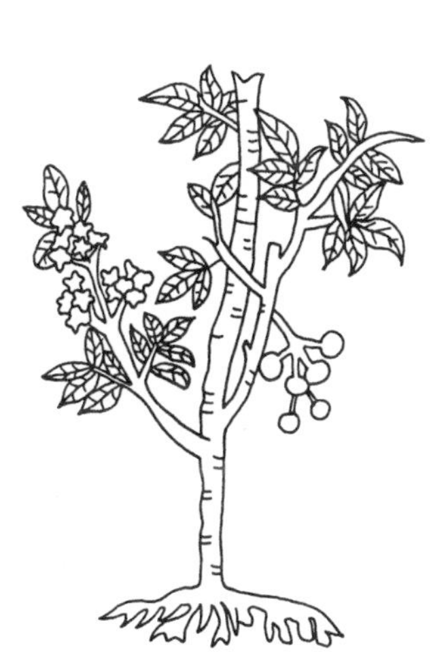

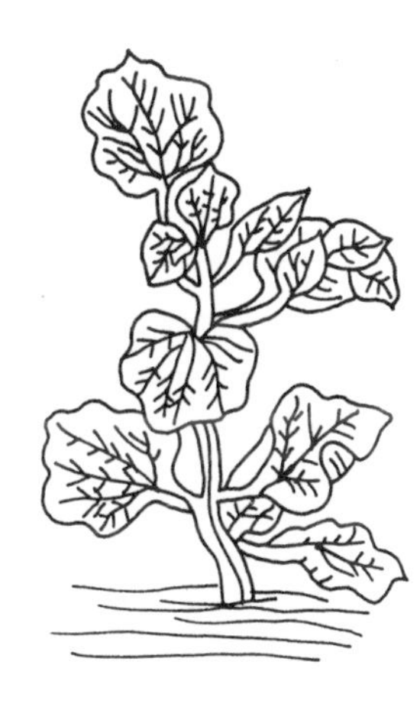

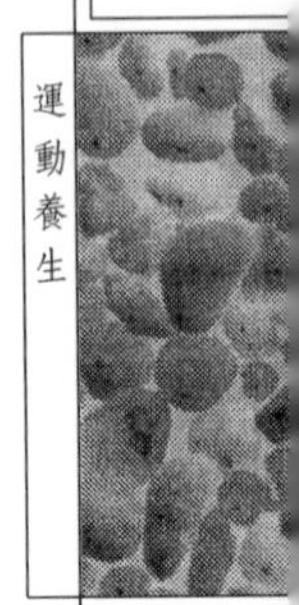

輕鬆舒展太極拳

◆太極拳的起源和創編，眾說紛紜

太極拳是我國民族傳統的運動養生項目之一，長期以來在民間流傳很廣，關於太極拳的起源與創始人，眾說紛紜。據考證，太極拳為明末清時期的河南溫縣陳王廷所創，他繼承和發展了明代名將戚繼光的《拳經三十二勢》，結合《黃庭經》中道家的「嘘吸盧外，出入丹田」的導引、吐納方法，推陳出新，創造了新的拳術，這就是陳式太極拳。

後人在此基礎上多有發展和創新。從目前流行較廣的太極拳種來看，主要可分為三系五類。三系是按其架式的大小來區分的，即大架式、中架式和小架式。大架式的特點是拳式舒展大方，而兼輕靈沉穩；中架式的特點是拳架大小適中，長於柔化；小架式的特點則是拳式小巧緊湊，步活身靈。

五類是按拳式的風格特點來區分，有楊氏、陳式、吳氏、武氏、孫氏太極拳。陳式、楊氏太極拳屬大架式，吳氏太極拳屬中架氏，而武氏、孫氏太極拳則屬於小架式。

◆太極拳是「內外合一」的內功拳

太極拳是一種意識、呼吸、動作密切結合的運動，「以意領氣，以氣運身」，用意念指揮身體的活動，用呼吸協調動作，融武術、氣功、導引於一體，是「內外合一」的內功拳。其拳術特點不外乎下列幾方面：

＊輕鬆柔和　太極拳架式比較平穩舒展，動作要求不拘不僵，符合人體的生理習慣，並且一般來說，沒有忽起忽落的明顯變化和激烈的跳躍動作。因此適宜不同年齡、性別和體質的人鍛練，尤其對體弱者和慢性病患者，更是一種較好的體育醫療手段。

＊連貫均勻　整套太極拳動作，從「起勢」到「收勢」，無論動作的虛

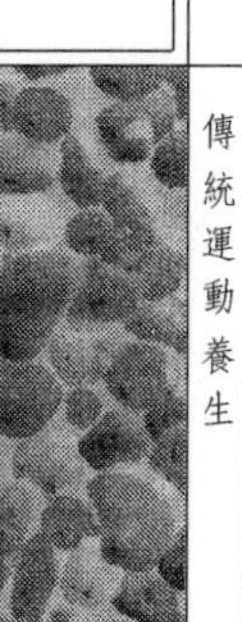

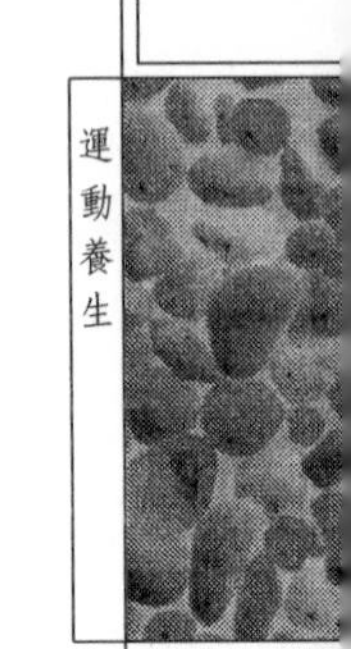

實變化和姿勢過渡轉換，都是緊密銜接，連貫一氣的，前後貫穿，如行雲流水，綿綿不斷。

＊圓活自然 太極拳的動作以各種弧形、曲線構成，運動時要避免直來直去，因此要特別注意運用腰脊帶動四肢進行運動，以腰為軸，才能使手法、步法變轉圓活，動作輕靈順遂。這是符合人體各關節自然彎曲狀態，體現了柔和的特點，有利於身體各部分得到均勻的發展。

＊協調完整 在太極拳運動中，要求做到上下相隨，內（意識、呼吸）外（軀幹、四肢動作）一體，身體各部分之間要密切配合，動作的出發，一動無有不動，以腰為軸來帶動。

◆太極拳能使機體處於「陰平陽秘」的平衡狀態

太極拳有輕鬆、自然、舒展、柔和的特點，它採用內功與外功相結合，使呼吸、意念與運動三者和諧統一，使人體的精神、氣血、臟腑、筋骨均得到濡養和鍛練，有助於機體達到「陰平陽秘⑦」的平衡狀態。

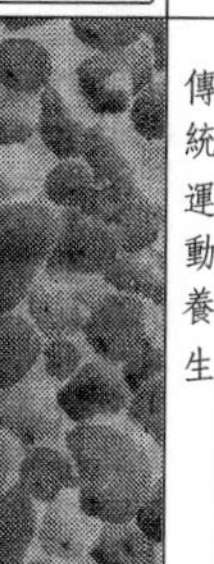

◆太極拳具有精神與肉體的雙重防治作用

據研究，太極拳具有多系統作用，是最好的養生方法之一。

經常練習太極拳能使骨組織中的成骨細胞活躍，骨的蛋白基質增加，從而可防治骨質疏鬆，骨骼畸形，關節活動不利等疾病；由於肌肉和骨骼不斷的完成太極拳的螺旋式的弧形運動，使關節周圍的肌肉、關節囊和關節韌帶受到良好的鍛練，增強了關節的穩固性、柔韌性和靈活性。

練拳時要求精神集中，「意守丹田」，做到「心靜用意」可增強中樞神經系統的機能，使神經系統的興奮性抑制過程得到更好的調節，因此對神經衰弱有一定的防治作用，人體各部分肌肉和關節的活動，「氣沉丹田」腹式呼吸，能改善循環系統功能，對預防各種心臟疾病、高血壓及動脈硬化具有較好的作用。

「深、長、細、緩、勻、柔」的腹式呼吸，保持了「腹實胸寬」狀態，增強了呼吸機能，擴大了肺活量，對預防慢性氣管炎、肺氣腫等疾病也具

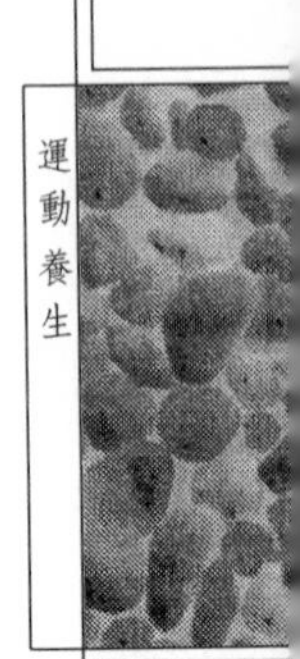

有良好的作用；膈⑧肌、腹肌的收縮和舒張，對內臟器官是一種自我「按摩」，促進了消化功能和體內物質代謝，對潰瘍病、慢性胃腸病、便秘等具有較好的防治效果。

◆太極拳練習，須明宜忌

太極拳是鍛練任脈、督脈、衝脈、帶脈的重要方法；「纏繞運動，勁貫四肢」，「一動無有不動」，觸動手三陰⑨陽經和足三陰陽經，使氣血循經絡互流。所以，當太極拳練到一定的時間，一般都會產生腹鳴，指尖酸麻、發脹、針刺等感覺，這是體內真氣運行的現象，是經絡暢通的反應。

初學者還要掌握運動的時間和運動量。太極拳運動雖然不如體操運動和長拳運動激烈，但是由於它要求上、下肢各關節都在一定的彎曲度下作慢動作，這就延長了身體有關部位的運動時間，所以，還是有一定運動量的。

特別是下肢的運動量比較大一些，因為打這種拳，一方面要求兩腳分

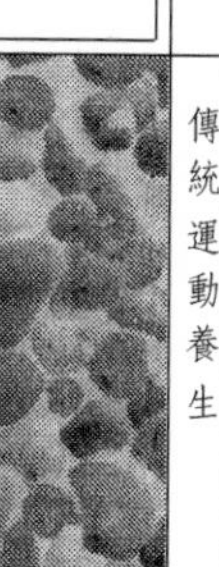

清虛實，身體的重量經常由一條腿來負擔，而這條腿又是在彎曲情況下來支撐的；另一方面，由一個姿勢轉到另一個姿勢，全身重心由一腿過渡到另一腿上時要求緩慢，用的時間較長，這就大大增加了下肢的負荷量。

所以，初學的人練完一趟太極拳，往往會感到兩腿酸痛，這是正常的生理現象。一般來說，每次鍛練的時間長短，趟數多少，運動量大小，應根據工作和學習情況及自己的體質而定。

一般健康無病的成年人，每日可練習1小時左右，老年人最好在早晨練習。初學者和體弱者要根據自己的身體情況，適當調節運動量，可以連續打一趟或兩趟，可以單練一節或幾節，也可以專練一兩個式子，如「攬雀尾」、「雲手」等。

患有一般疾病的人要有所區別，如關節炎患者，每日練習的次數可適當多一些，但每次的運動量不宜太大；腸胃病患者的練習次數和運動量也可適當增加一些，以改善消化系統的功能等等。

練習太極拳應選擇公園、樹林、花園等地方，環境安靜而幽美，空氣清新而曠達，是鍛練的好場所，當身體不適，如發燒、感冒時，應酌情暫停。飽食及醉酒之後，也不宜立即練習。

◇太極拳練習，須明動作要領

太極拳具有輕鬆、圓活、連貫、自然、柔和等優點，練習者除了領會拳術的特點外，還須正確掌握拳術套路的要領所在。

＊練拳前準備　在練習太極拳前儘量做到凝神靜思，心平氣和，精神專一，同時可做一些簡單的活動，如深呼吸，彎腰壓腿，或慢跑步等以求流暢血脈、鬆弛筋肉骨節，為正式練拳做好精神上和身體上的準備。

＊「意動形隨」　「神為主帥，身為驅使」，即把注意力貫注到動作中去，所有的動作都要注意用意識來支配。這就要求保持神清，排除思想雜念，集中注意力，心靜氣和，然後開始動作，不斷用意念來指揮每一動作正確性、連貫性和圓活性。

＊氣沉丹田　丹田穴在腹正中線臍下3寸關元穴處。「氣沉丹田」就是

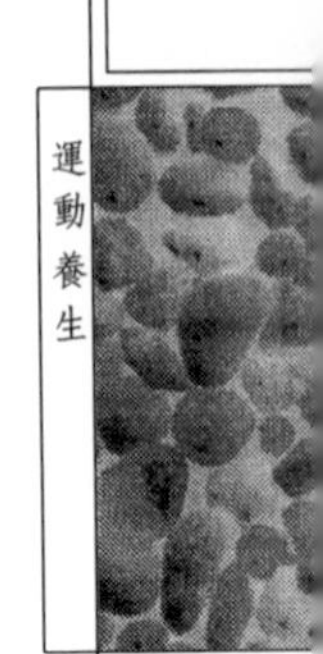

深呼吸時要使積膈上升、下降的幅度較大，不僅有助於增加通氣量，還有利於內臟的活動和身體重心的穩定。

＊身體放鬆　太極拳的放鬆，不是全身的鬆懈疲怠，而是在身體自然活動或穩立的情況下，使某些可能放鬆的肌肉和關節做到最大限度的放鬆。只有全身應該放鬆的都放鬆了，勁力才能毫無阻礙的迅速集中到一點，避免了僵勁和拙力，體現出太極拳那種輕靈而又沉重的富有彈性和韌性的內勁。具體練習時上要沉肩聳肘，下要鬆胯鬆腰，如此才能經脈暢達，氣血周流。

＊虛實分清　練太極拳時，要求重心穩定，且處處貫穿著手法、身法、步法的變換和轉移重心的活動，由虛到實，或由實轉虛，既要分明，又要連貫不停，勢勢相連，凡旋轉的動作，應先把身體穩住提腿換步，進退動作，先落腳而後慢慢改變重心。

＊以腰為軸　太極拳中，腰是各種動作的中軸，宜始終保持中正直立，虛實變化皆由腰轉動，故腰宜鬆、宜正直，腰鬆則兩腿有力，正直則重心

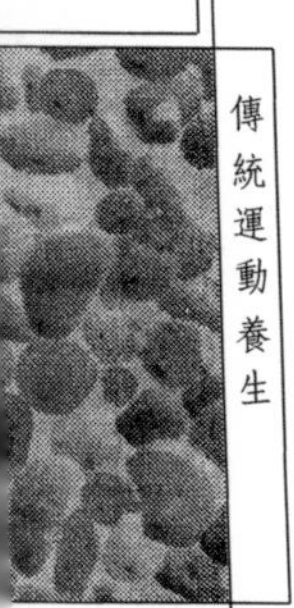

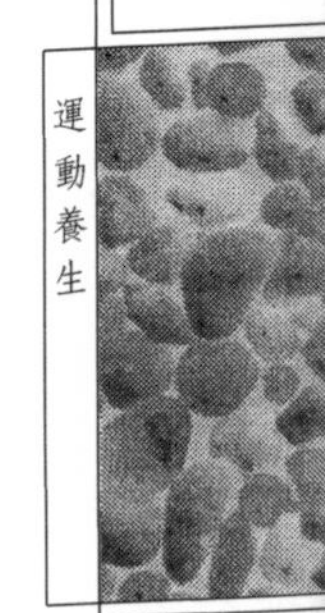

穩固。

＊內外相合 外動於手，內動於氣，神為主帥，身為軀使，內外相合，則能達到意到，形到，氣到的效果。

＊呼吸自然 練太極拳時，不要因為運動而引起急促呼吸，要求呼吸自然。一般來說，凡是由實轉虛、勁力含蓄、動作屈合時，配以吸氣；凡是由虛轉實，勁力沉實集中、動作開伸時，配以呼氣。

◇太極拳練習，要求「虛領頂勁」

「虛領頂勁」，就是練習太極拳時，頭頂百會輕輕上提，不要東偏西歪或搖頭晃腦，以免頸部肌肉硬直。頭頸動作應隨身體位置和方向的變換而與軀幹的旋轉上下協調一致。眼神要隨身體的轉動而變化，注意前手或平視前方，同時要兼顧上下左右，不可呆視，做到「眼隨手轉，光芒四射」。另外，練拳時，下頦微收，口自然閉合，舌上捲，舌尖舔住上顎，以增加唾液的分泌。

◇太極拳練習，要求「含胸拔背」

「含胸」就是要避免胸部外挺，但也不要過份內縮，應順其自然。「拔背」是當胸略內含時，背部肌肉向下鬆沉，兩肩中間頸下第三脊骨鼓起上提並略向後上方拉起，不能單純的往後拉，要使背部肌肉有一定的張力和彈性。含胸拔背可以免除胸肋部間的緊張，使呼吸調節自然，加強了肺臟活動和橫膈肌活動，做好腹式深呼吸運動，有利形成「氣沉丹田」，並直接作用於脊柱，鍛練督脈。可以達到調和氣血，開通閉塞的作用。

◇太極拳練習，要求「沉肩坠腕墜肘」

「沉肩墜肘」是指肩要鬆沉靈活，使肩胛骨有向前鬆之意，肘關節必須保持微屈，使有下垂之意，同時肘關節還要微微外開，使腋下經常留有一些空隙。「坐腕」是指腕宜靈活，定勢時或手掌前推至終點時，腕部要微微下塌，掌指隨之微微展開；手臂屈回時，指掌又徐徐變成微彎狀態，

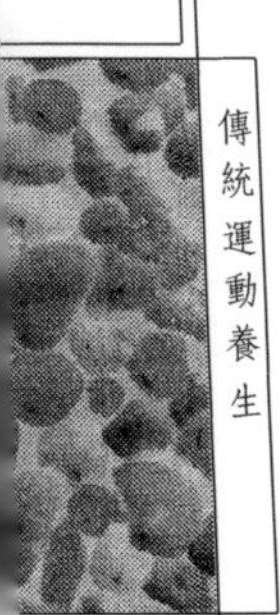

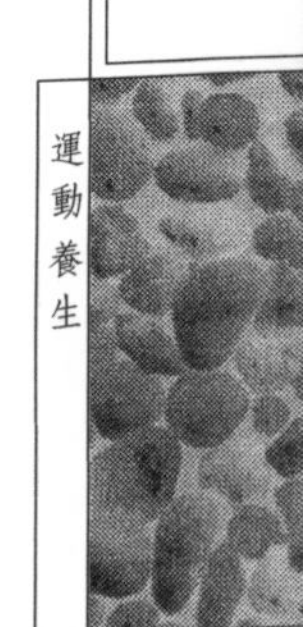

手腕也相應隨之放鬆而變成平直狀態。此外，運動時手臂的開合轉換多指弧形，並要做到轉腕旋膀（前臂），使手臂進退形成螺旋形運轉。

◇太極拳練習，要求「沉腰斂臀」

太極拳，「腰脊為第一主宰」，練拳時，腰部要正直，有意識的向下鬆垂，可使「氣沉丹田」，使動作圓活又完整，下肢穩當有力，而又轉動靈活，使人中軸不彎，不搖晃。臀部也要自然下垂，在鬆腰正脊的要求下，臀部的肌肉要有意識的收斂，不要左右扭動，以維持軀幹的正直，但也不能勉強用力去控制，刻意追求臀部姿勢。

◇太極拳練習，要求「鬆胯屈膝」

「鬆胯屈膝」，即胯部必須放鬆，膝關節必須靈活。在鍛練運動中，要注意到進退的變換，發勁的根源和周身的穩定主要在於腿部，因而要特別注意重心的移動、腿放的位置和腿彎的程度。具體而言，兩腿進退轉換

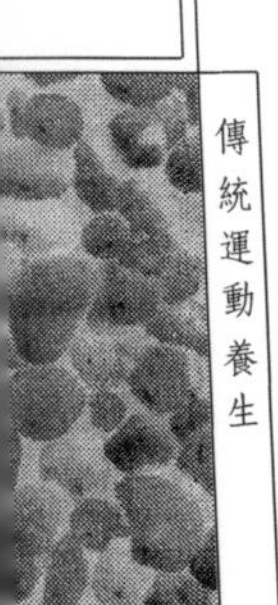

時應虛實分明，承受全部或大部體重的支撐腿為實，另一腿為虛。支撐腿應保持關節微屈，以使身體重心降低；虛腿仍要起一個支點作用，以維持身體平衡。

◆簡化二十四式太極拳的動作說明和技術要求

*簡化太極拳的動作名稱

1.起勢　2.左右野馬分鬃　3.白鶴亮翅　4.左右摟膝拗步　5.手揮琵琶　6.左右倒捲肱　7.左攬雀尾　8.右攬雀尾　9.單鞭　10.雲手　11.單鞭　12高探馬　13.右蹬腳　14.雙峰貫耳　15.轉身左蹬角　16.左下勢獨立　17.右下勢獨立　18.左右穿梭　19.海底針　20.閃通臂　21.轉身搬攔捶　22.如封似閉　23.十字手　24.收勢

*簡化太極拳的圖例說明

在文字說明中，凡有「同時」兩字的，不論先寫或後寫，身體的某一部份動作，都要求一齊活動，不要分先後去做；動作的方向以人體的前、

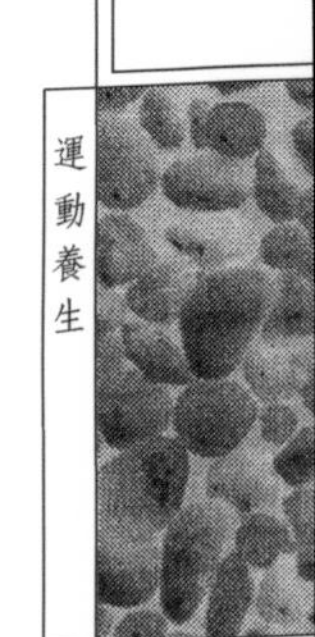

後、左、右為依據的，不論怎樣轉變，總是以面對的方向為前，背向的方向為後，身體左側為左，身體右側為右；圖上的指示線（↓）是表明從上一個動作到下一個動作所經過的路線和部位；號碼上帶有括號的，表示該動作的完成姿勢。

＊簡化太極拳的套路介紹

1. 起勢

(1)身體自然直立，兩腳併立，與肩同寬，兩臂自然下垂，兩手放在大腿外側。眼向平看（圖1）。

要點：頭頸正直，下頦微向後收，不要故意挺胸或收腹，精神要集中。

(2)兩臂慢慢向前平舉，兩手高與肩平，手心向下（圖2、3）。

(3)上體保持正直，兩腿屈膝下蹲，同時兩拳輕輕下按，兩肘與兩膝相對。眼平看前方（圖4）。

要點：兩肩下沉，兩肘鬆垂，手指自然微屈，重心落於兩腿中間。

屈膝鬆腰，臀部不可凸出。兩臂下落要和身體下蹲動作協調一致。

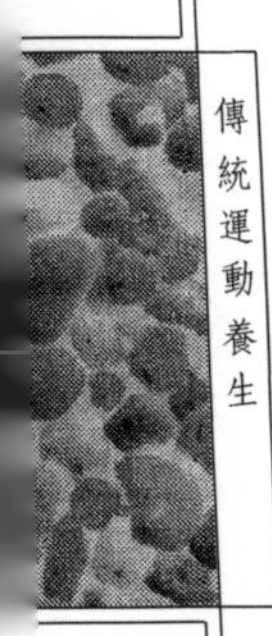

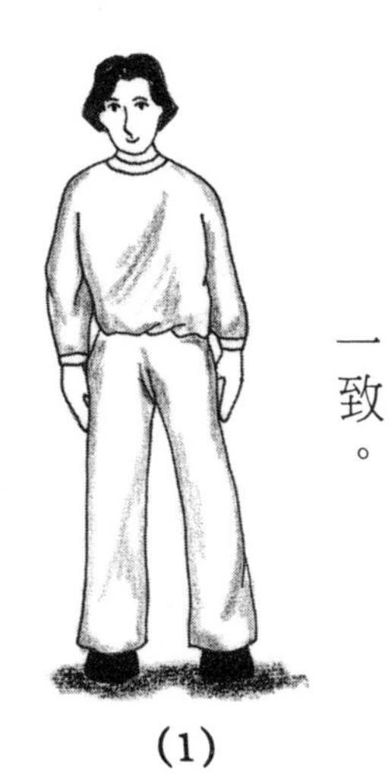

(1)

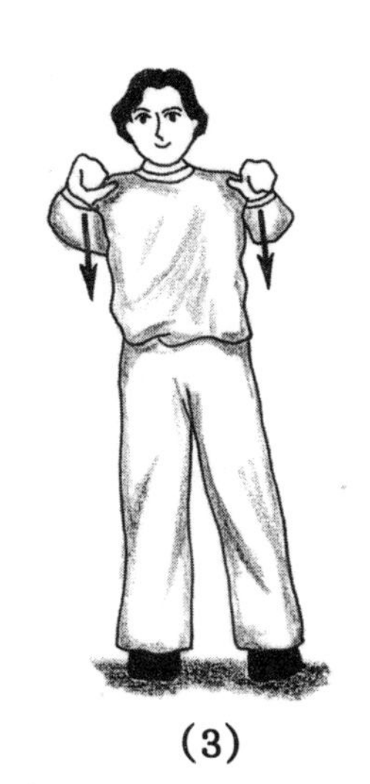

(3)

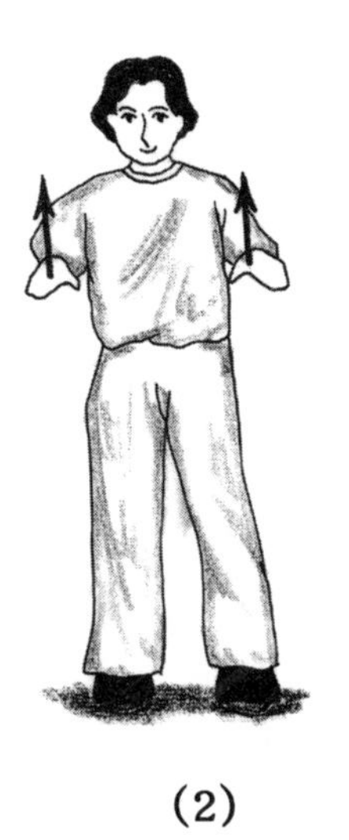

(2)

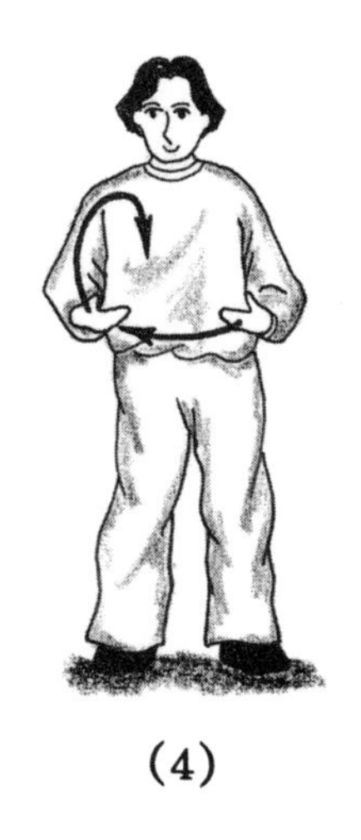

(4)

2.左右野馬分鬃

(1)身體微向右轉，重心移至右腿上。同時右手收在胸前平屈，手心向下；左手經體前向右下劃弧放在右手下，手心向上，兩手相對成抱球狀。左腳隨之收到右腳內側，腳尖點地。眼看右手（圖5、6）。

(2)上體左轉，左腳向左前邁出，右腳跟後成左弓步。同時左右手慢慢分別向左上右下分開，左手高與眼平（手心斜向上），肘微屈；右手落在右胯旁，手心向下，指尖向前。眼看左手（圖7、8、9）。

(3)上體慢慢後坐，重心移至右腿上，左腳尖翹起微向外撇，隨即左腿慢慢前弓，身體左轉，重心再移至左腿上。同時左手翻轉向下，收在胸前平屈，右手向左上劃弧放在左手下，兩手心相對成抱球狀；右腳隨之收到左腳內側，腳尖點地。眼看左手（圖10、11、12）。

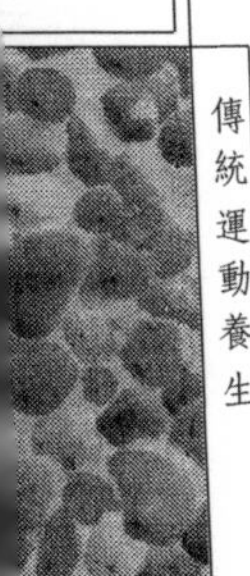

(4)右腿向右方邁出，左腳跟後蹬成右弓步，同時左右手分別慢慢的向左下右上分開，右手高與眼平（手心斜向上），肘微屈；左手放在左胯旁，手心向下，指尖向前。眼看右手（圖13、14）。

(5)與(3)解同，惟左右相反（圖15、16、17）。

(6)與(4)解同，惟左右相反（圖18、19）。

要點：上體不可前俯後仰，胸部必須寬鬆舒展。兩手分開時要保持弧形，身體轉動時要以腰為軸，做弓步與分手的速度要均勻一致。做弓步時，邁出的腳先是腳跟著地，然後慢慢踏實，膝蓋不要超過腳尖；後腳稍後蹬，使該腿與地面保持約45度夾角。前後腳的腳跟不要在一條線上，它們之間的橫向距離（即以身體的正前方為縱軸，其兩側為橫向。下同）應該為10～30cm。

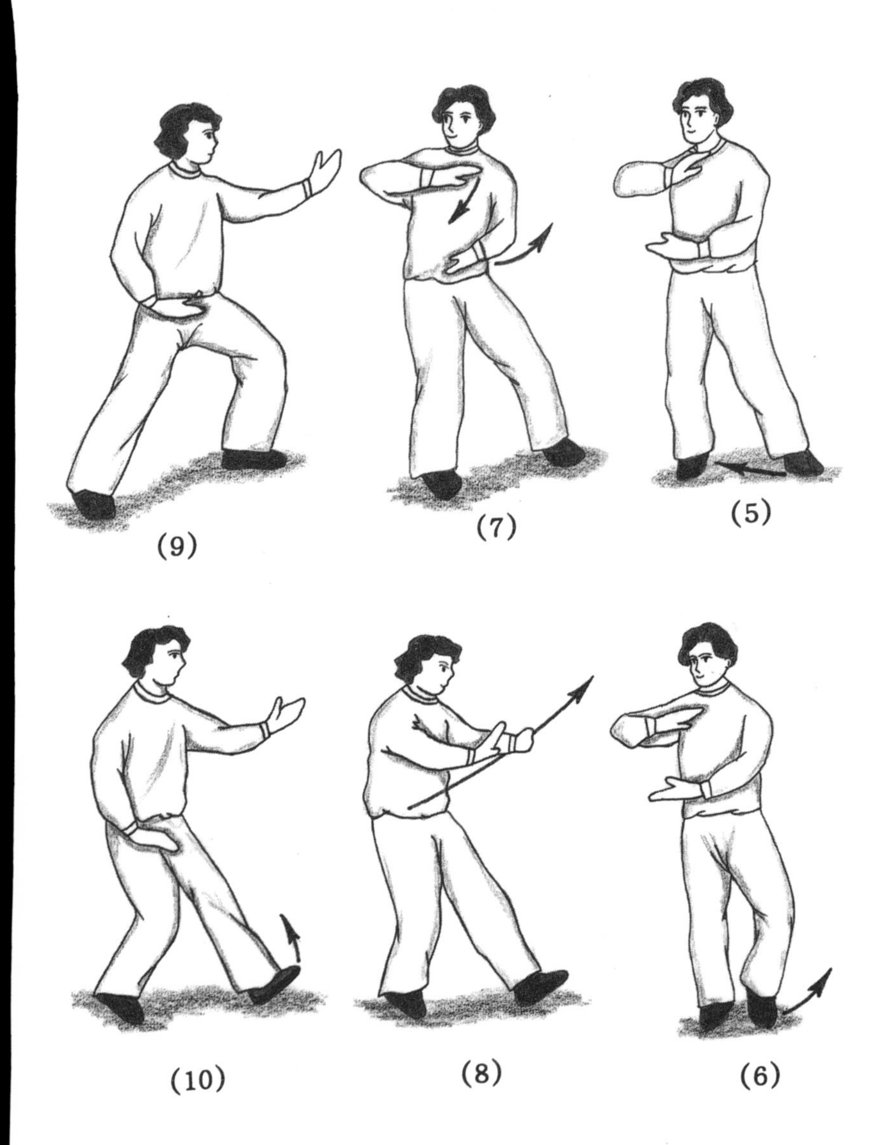
(9)
(7)
(5)
(10)
(8)
(6)

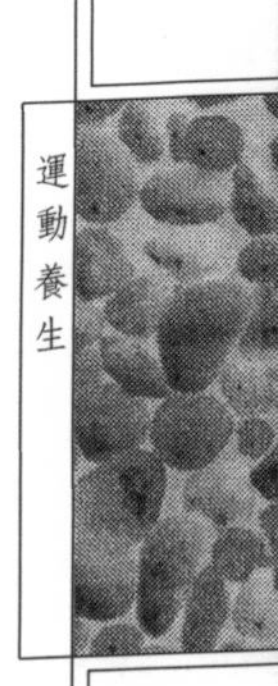

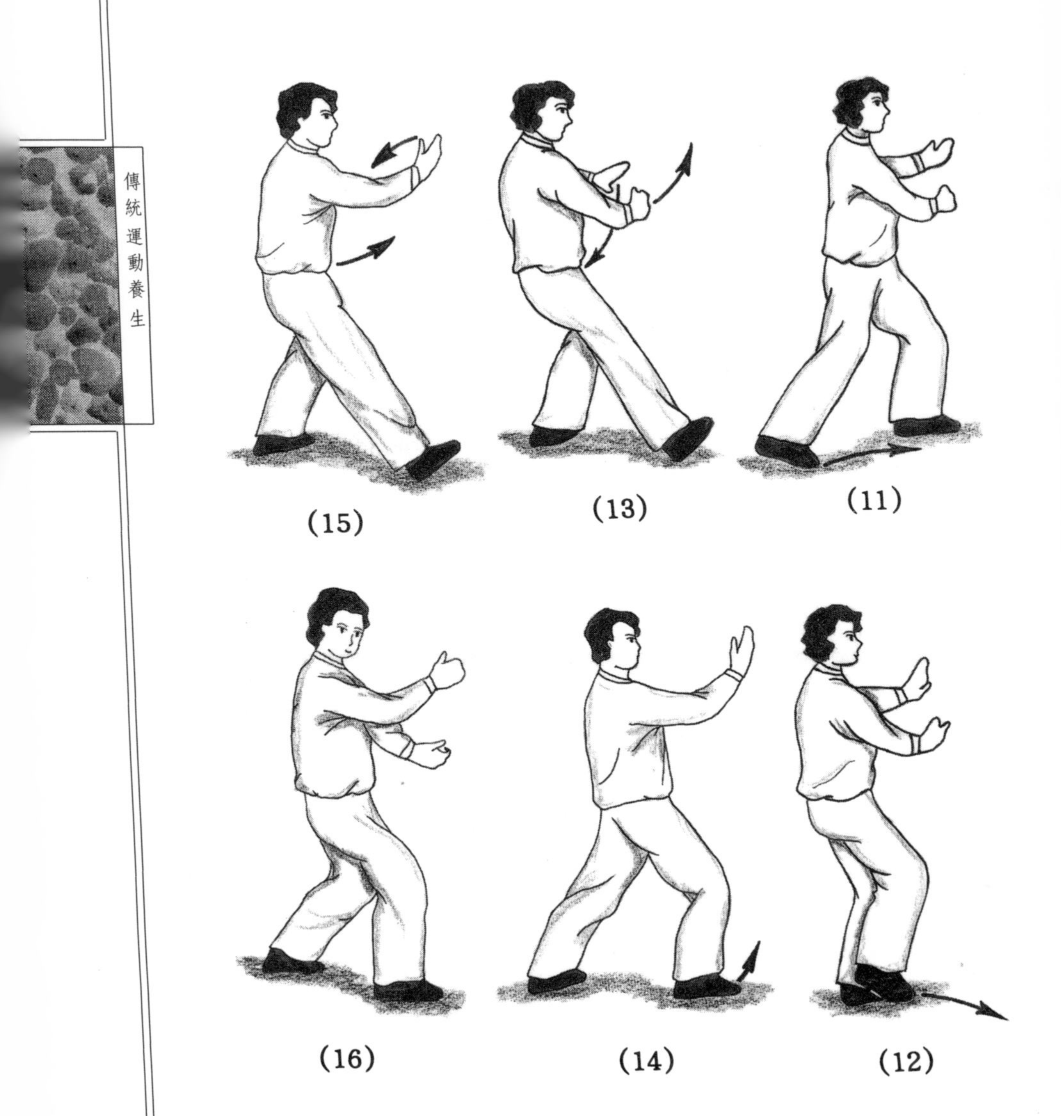

(15)　(13)　(11)

(16)　(14)　(12)

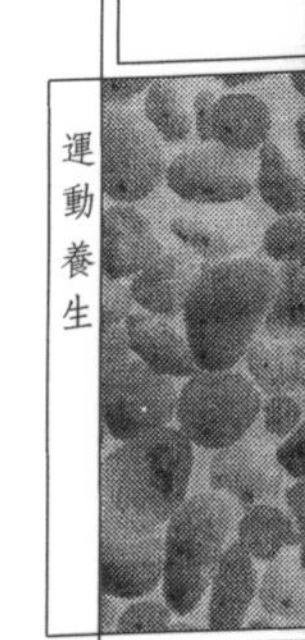

3.白鶴亮翅

(1)上體微向左轉左手翻掌向下在胸前，右手向左上劃弧，手心轉向上劃弧，與左手成抱球狀（圖20）。

(2)右腳跟進半步，上體後坐，重心移至右腿上；左腿稍向前移，腳尖點地。同時兩手慢慢的分別向右上左下分開，右手上提停於頭部右側（偏前），手心向左後方，左手落於左胯前，手心向下。眼平看前方（圖21、22）。

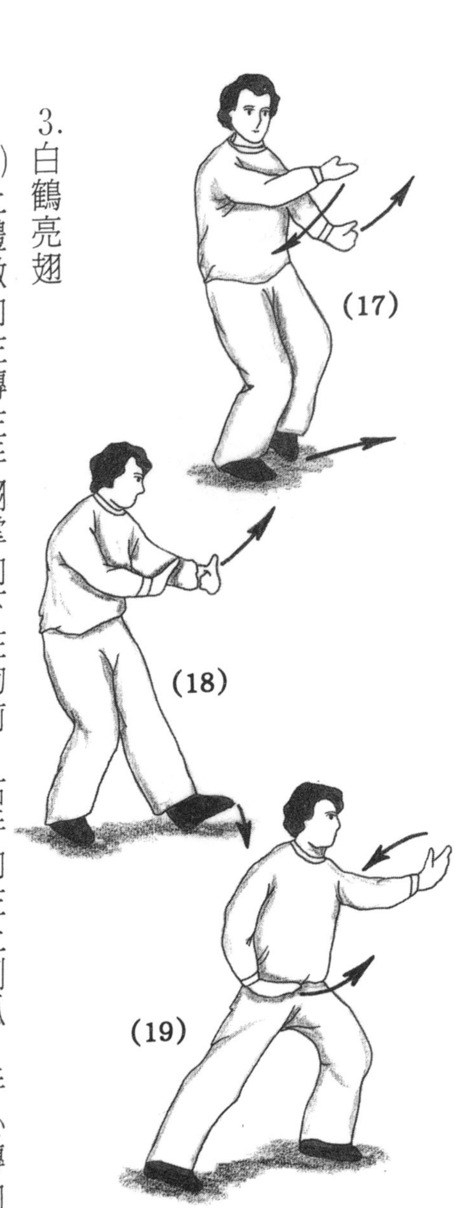

要點：胸部不要挺出，兩臂上下都保持半圓形，左膝要微屈，體重後移和右手上提要協調一致。

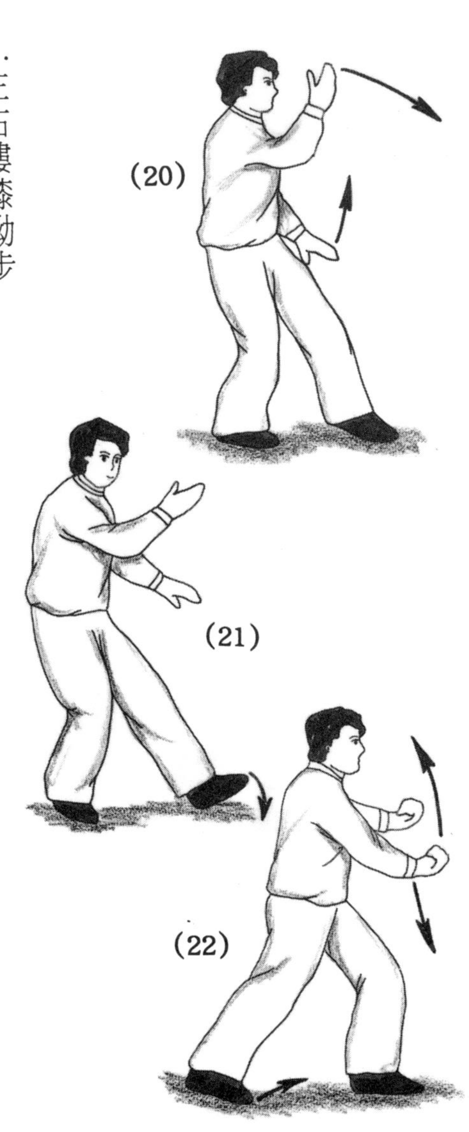

4.左右摟膝拗步

(1)右手從體前下落，由下向後上方劃弧至右肩部外側，臂微屈，手與耳同高，手心向上；左手上起由左向上向右下方劃弧至右胸前，手心向下。同時上體微向左再向右轉。眼看右手（圖23、24、

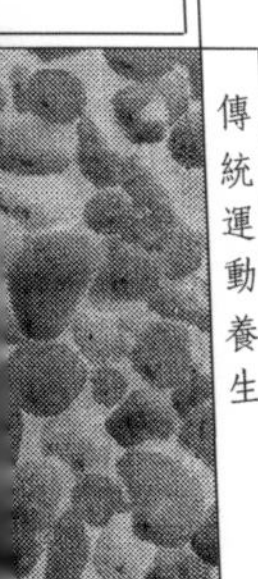

25）。

(2)上體左轉，左腳向前（偏左）邁出成左弓步。同時右手屈回由耳側向前推出，高與鼻尖平；左手向下由左膝前摟過落於左胯旁。眼看右手手指（圖26、27）。

(3)上體慢慢後坐，重心移至右腿上，左腿尖翹起微向外撤；隨即左腿慢慢前弓，身體左轉，重心移至左腿上，右腳向左腿靠攏，腳尖點地。同時左手向外翻掌由左後向上平舉，手心向上；右手隨轉體向上向左下劃弧落於左肩前，手心向下。眼看左手（圖28、29、30）。

(4)與(2)解同，惟左右相反（圖31、32）。

(5)與(3)解同，惟左右相反（圖33、34、35）。

(6)與(2)解同（圖36、37）。

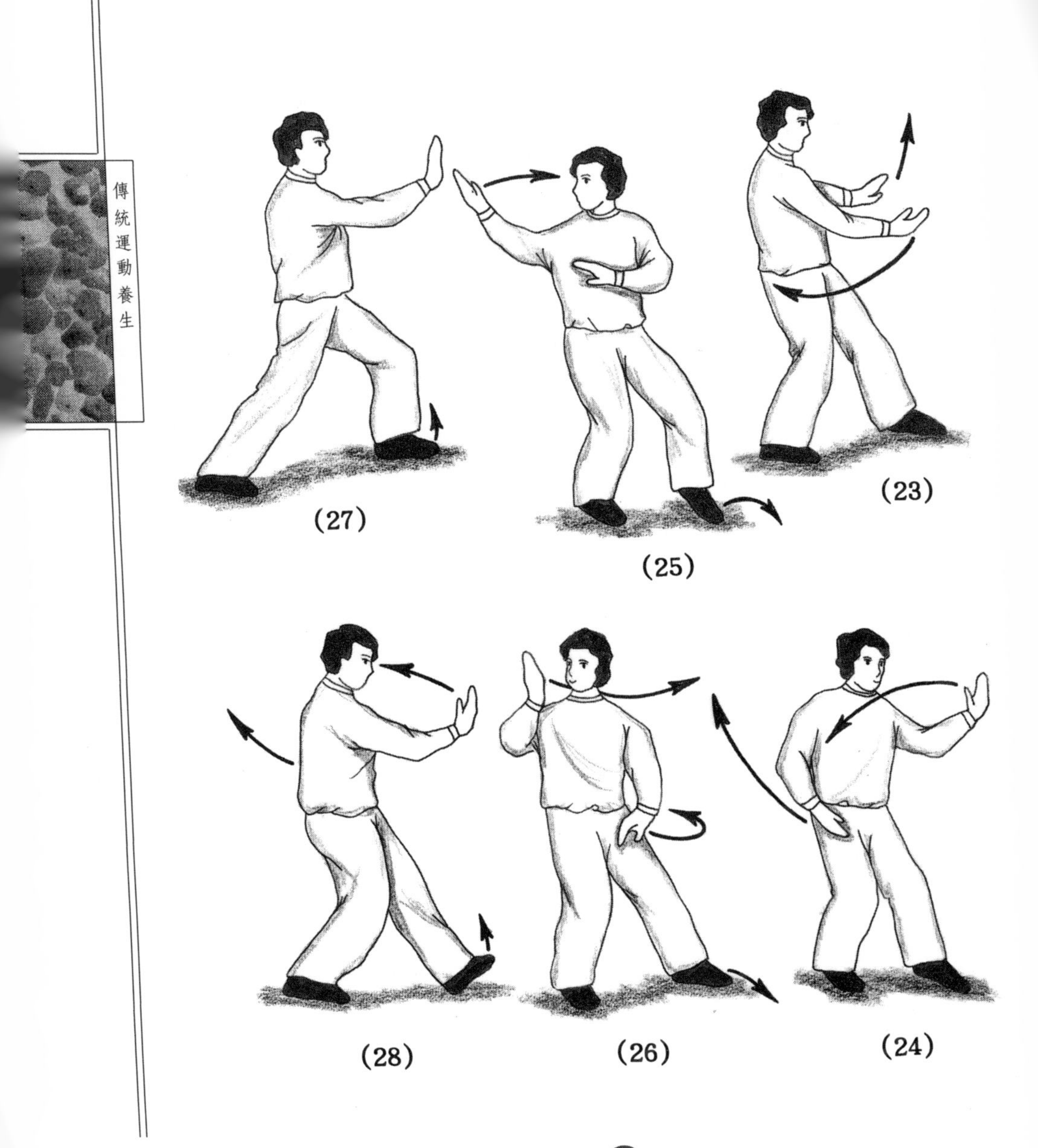
(27)
(25)
(23)
(28)
(26)
(24)

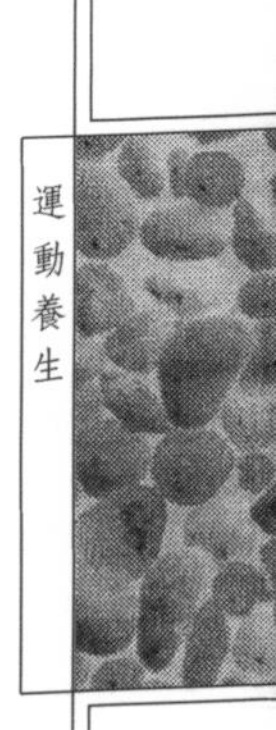

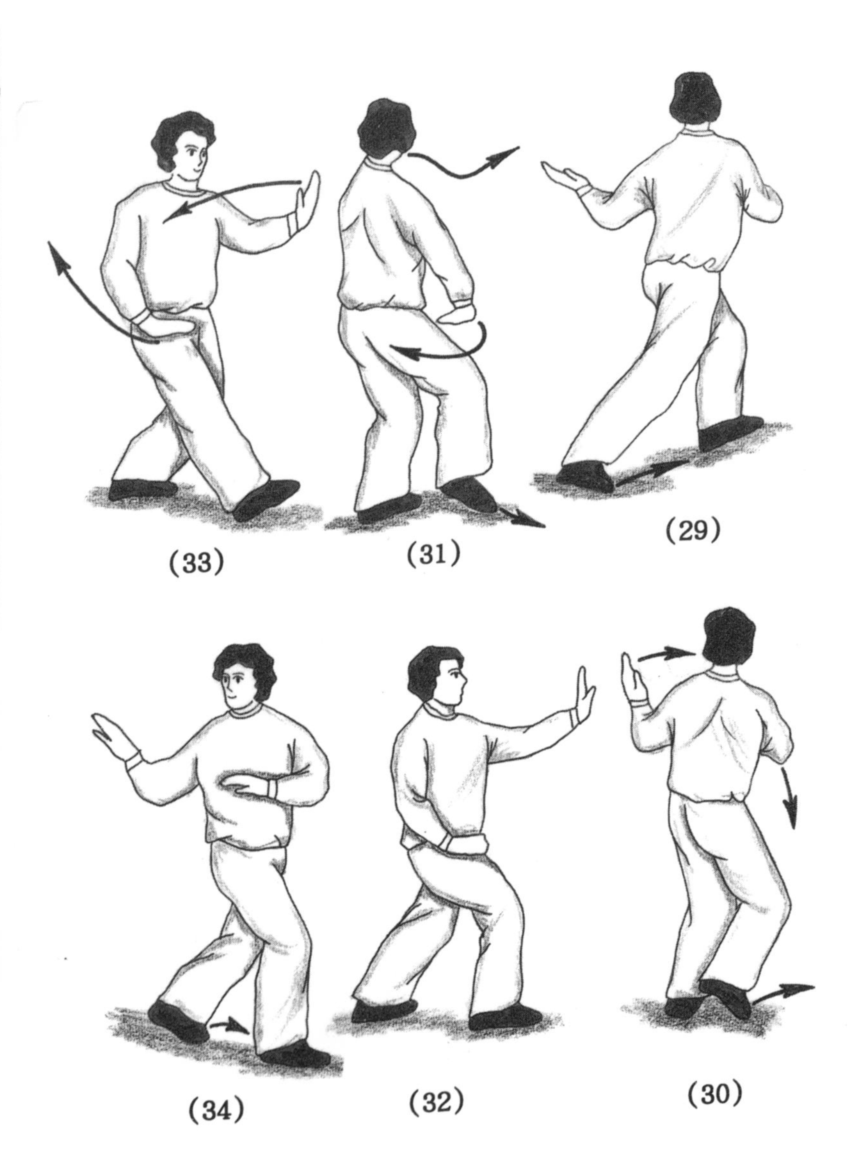

(29) (30) (31) (32) (33) (34)

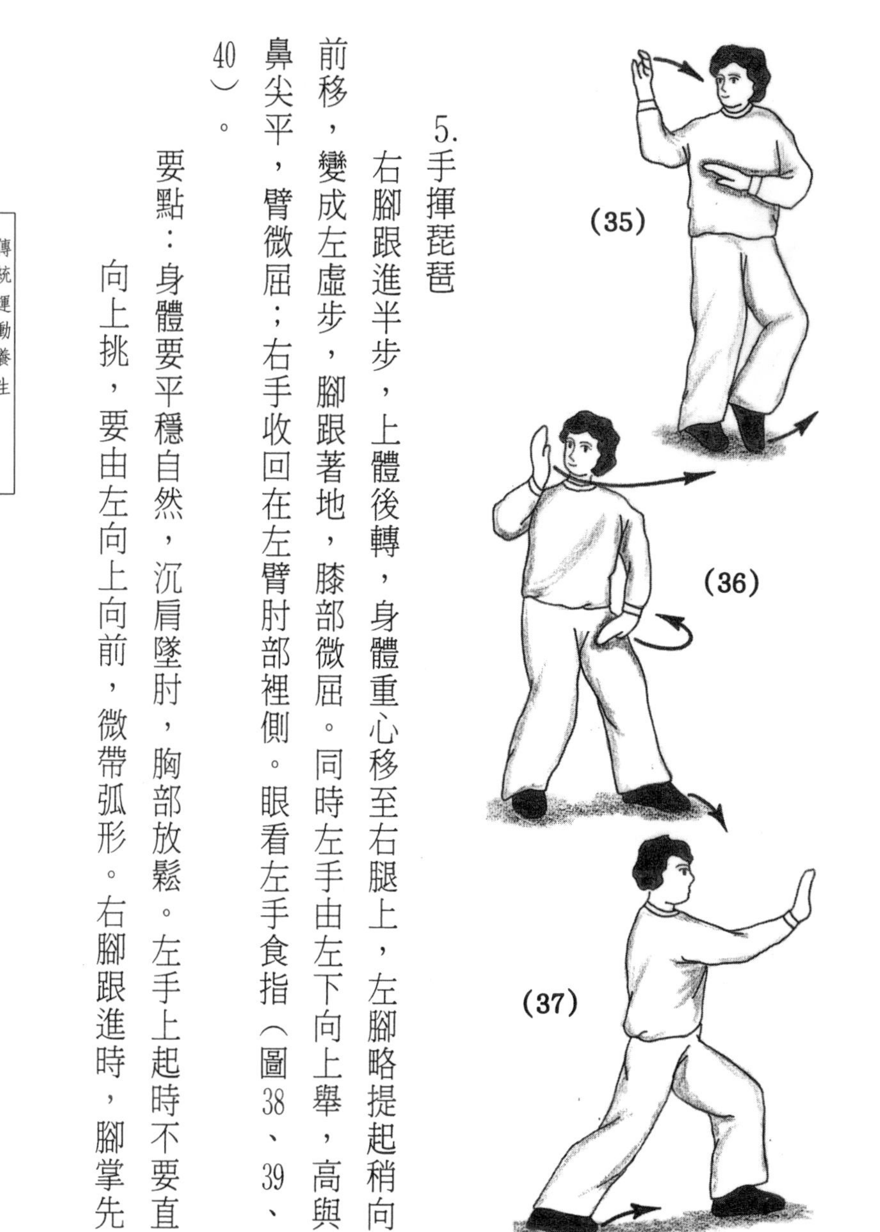

5.手揮琵琶

右腳跟進半步，上體後轉，身體重心移至右腿上，左腳略提起稍向前移，變成左虛步，腳跟著地，膝部微屈。同時左手由左下向上舉，高與鼻尖平，臂微屈；右手收回在左臂肘部裡側。眼看左手食指（圖38、39、40）。

要點：身體要平穩自然，沉肩墜肘，胸部放鬆。左手上起時不要直向上挑，要由左向上向前，微帶弧形。右腳跟進時，腳掌先

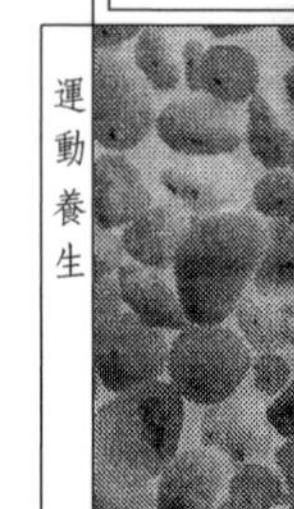

著地，再全腳落實。體重後移和左手上起要協調一致。

(38)

(39)

(40)

6. 左右倒捲肱

(1)右手翻掌（手心向上）經腹前由下向後上方劃弧平舉，臂微屈；左手隨之翻掌向上，左腳尖落地，眼隨著向右轉體先向右看再轉看左手（圖41、42）。

(2)右臂屈肘回收，右手由耳側向前推出，手心向前；左手回收經左肋外側向後上劃弧平舉，手心向上；右手隨之再翻掌向上。同時左腿輕輕提起向左後側方退一步，腳尖先著地，然後慢慢踏實，重心在左腿上，成右虛步。眼隨轉體左看，再轉看右手（圖43、44、45）。

(3)與(2)解同，惟左右相反（圖46、47、48）。

(4)與(2)解同（圖49、50、51）。

(5)與(2)解同，惟左右相反（圖52、53、54）。

要點：前推的手不要伸直，後手也不可直向回抽，仍走弧線。前推時，要轉腰鬆胯，與兩手的速度要一致，避免僵硬。退步時，腳尖先著地，再慢慢踏實，同時把前腳扭正，退左腳略向左後斜，避免使兩腳落在一條直線上。後退時，眼神隨轉體動作向左右看（約轉九十度），然後再轉看前手。

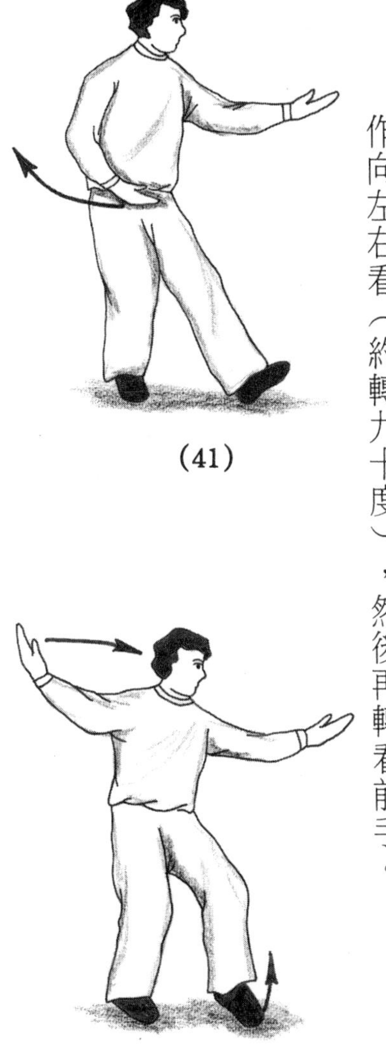

(41)

(42)

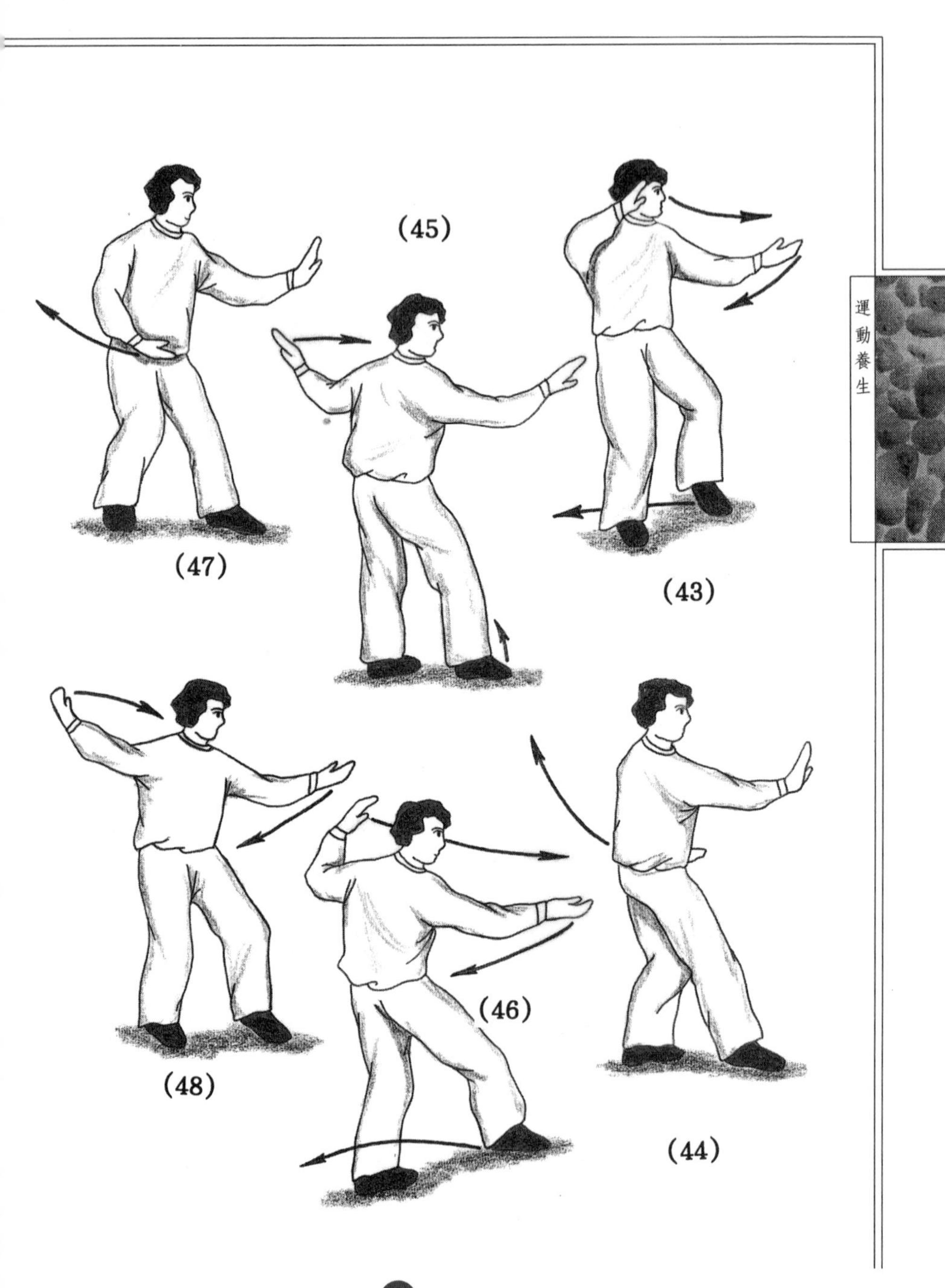
(45)
(47)
(43)
(46)
(48)
(44)

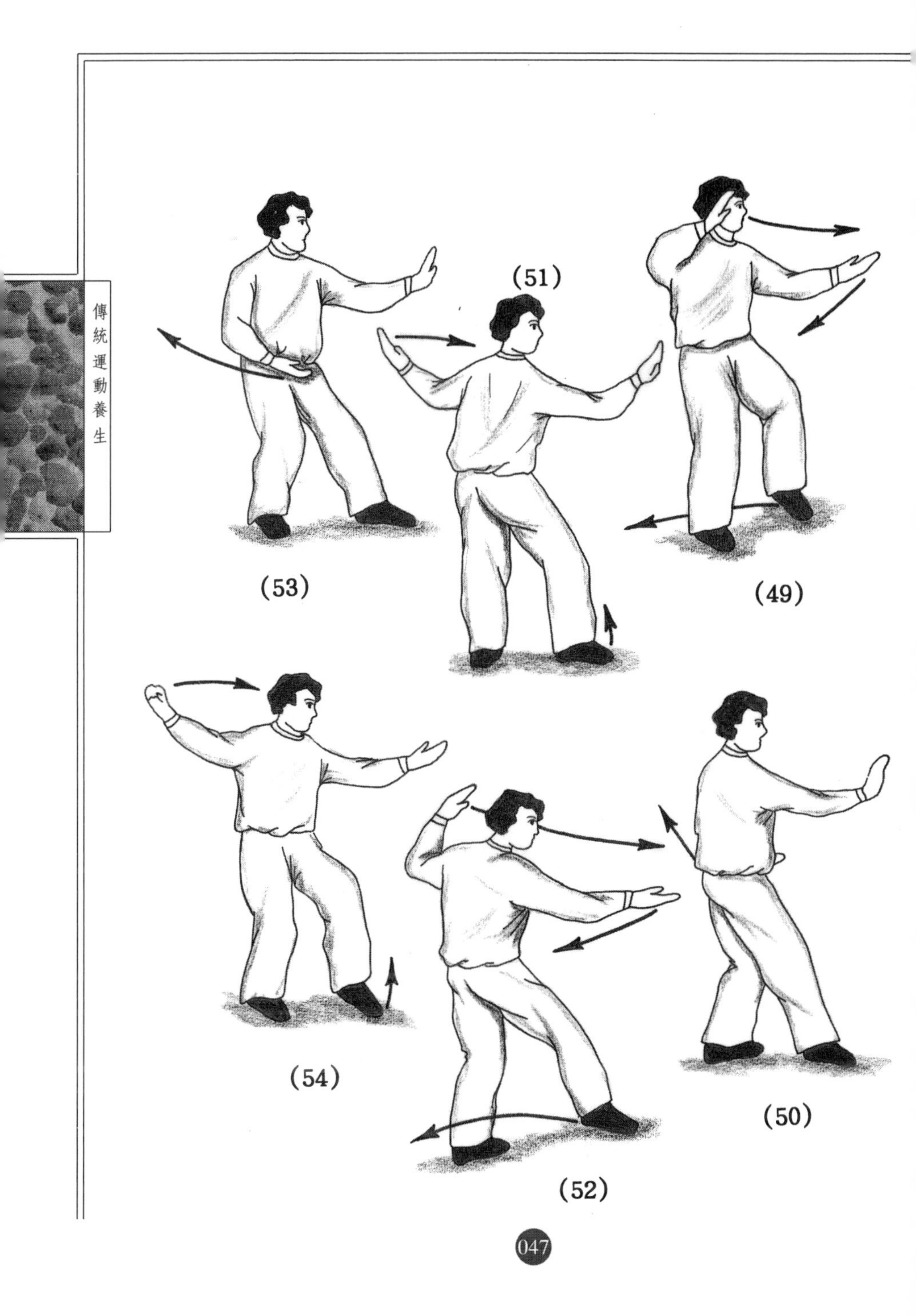
(51)
(53)
(49)
(54)
(52)
(50)

7. 左攬雀尾

(1)身體慢慢向右轉。左手自然下落經腹前劃弧至右肋前，手心向上；右臂屈肘，手心轉向下，收至右胸前，兩手相對成抱球狀。同時右腳尖微向外撇，左腿收回靠攏右腿，左腳尖點地（圖55、56）。

(2)左腳向左前方邁出，上體微向左轉右腳跟向後蹬，腳尖微向裡扣成左弓步。同時左臂向左掤出（即左臂平屈成弓形，用前臂外側和手背向左側推出），高與肩平，手心向後；右手向右下落放於右胯旁，手心向下。眼看左前臂（圖57、58）。

要點：掤出時，兩臂前後均保持弧形，分手與鬆腰、弓腿三者必須協調一致。

(3)身體微向左轉左手隨之前伸翻掌向下，右手翻掌向上，經腹前向上向前伸至左腕下方；然後兩手下捋（註：掤、捋、擠、按的「捋」字，過去曾用「攦」字），上體稍向右轉，兩手經腹前向右後方劃弧，直至右手手心向上，高與肩齊，左手手心向後平屈

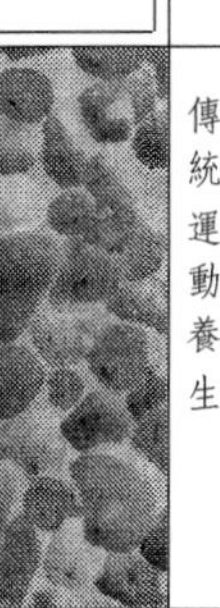

於胸前，同時重心移至右腿上。眼看右手（圖59、60）。

要點：下捋時，上體不可前傾，臀部不要凸出。兩臂下捋須隨腰旋轉，仍走弧線。

(4)上體微向左轉，右臂屈肘收回，右手肘于左手腕裡側（相距約5cm），雙手同時向前慢慢擠出，左手心向後，右手心向前，左前臂要保持半圓。同時身體重心前移變成左弓步。眼看左手腕部（圖61、62）。

(5)右手經左腕上方向前向右伸出與左手齊，手心向下，左手翻掌向下，兩手向左右分開，寬與肩同。然後上體後坐，重心移至右腿上，左腳尖翹起。兩手屈肘回收至胸前，手心向前下方。眼向前平看（圖63、64、65）。

要點：向前擠時，上體要正直，動作要與鬆腰、弓腿相一致。

(6)上式不停，兩手向前、向上按出，手腕部高與肩平，同時左腿前弓成左弓步。眼平看前方（圖66）。

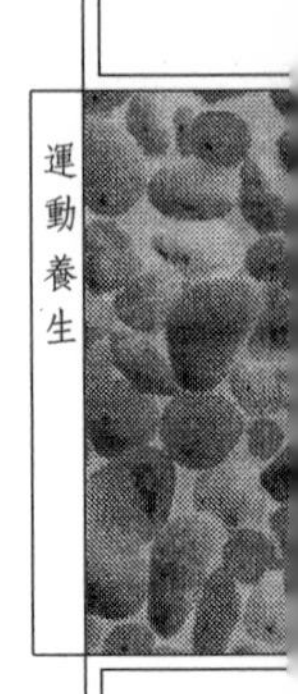

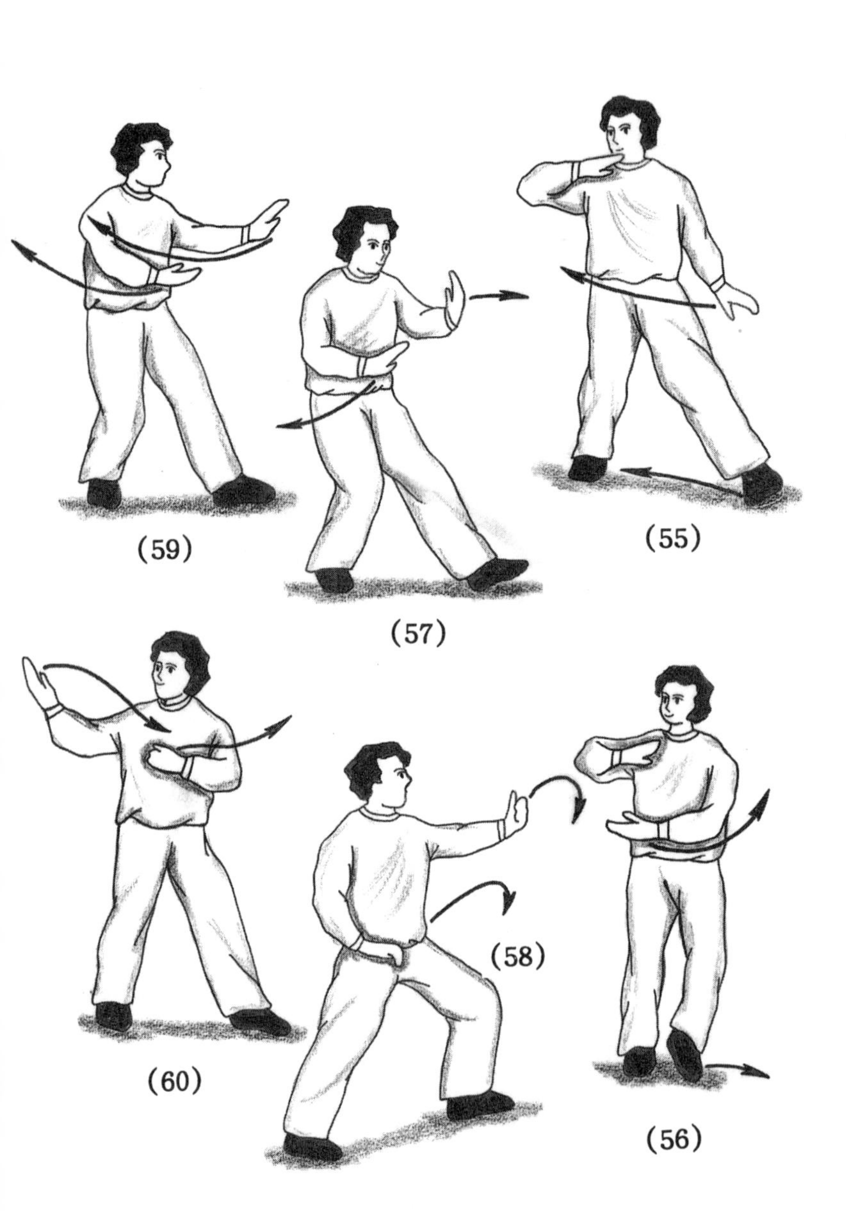
(59)
(57)
(55)
(60)
(58)
(56)

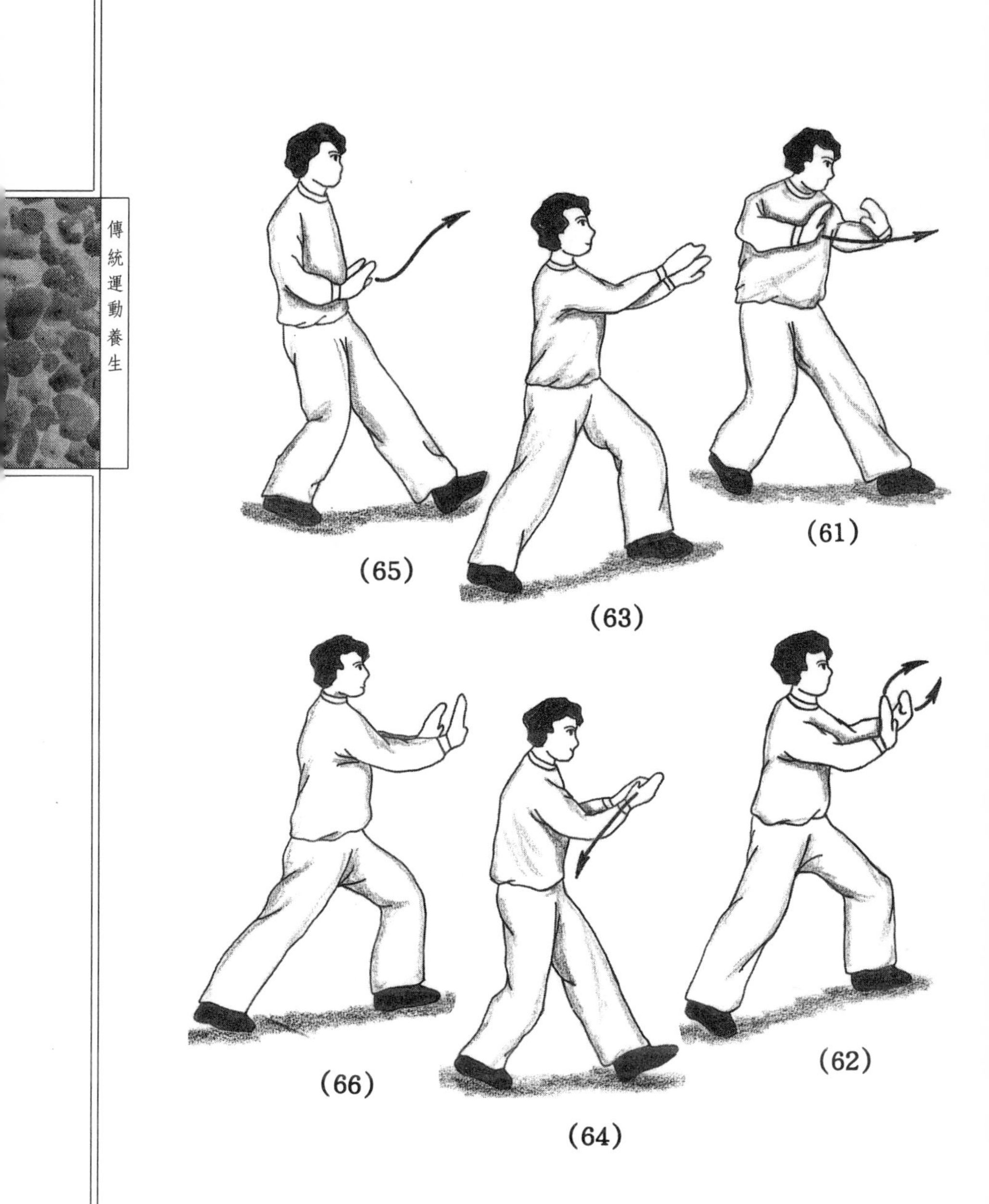
(65)
(63)
(61)
(66)
(64)
(62)

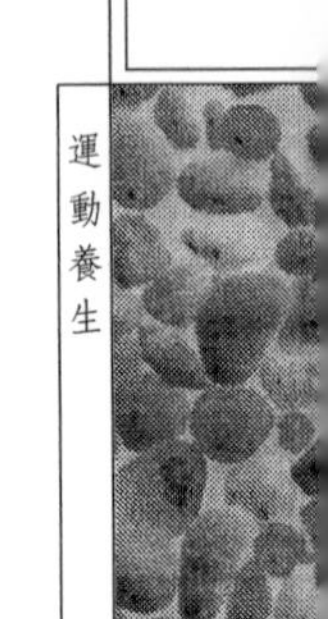

8. 右攬雀尾

(1)上體後坐並向右轉，重心移至右腿上，左腳尖裡扣。右手向右平劃弧至右側。然後由右下經腹前向左上劃弧至左脅前，手心向上；左手翻轉向下平屈胸前與右手成抱球狀。同時重心再移至左腿，右腳向左腳靠攏，右腳尖點地（圖67、68、69、70）。

(2)同左攬雀尾(2)解，把左變為右即可（圖71、72）。

(3)同左攬雀尾(3)解，將左變為右即可（圖73、74）。

(4)同左攬雀尾(4)解，將左變為右即可（圖75、76）。

(5)同左攬雀尾(5)解，將左變為右即可（圖77、78、79）。

(6)同左攬雀尾(6)解，將左變為右即可（圖80）。

要點：均與左攬雀尾相同，惟左右相反。

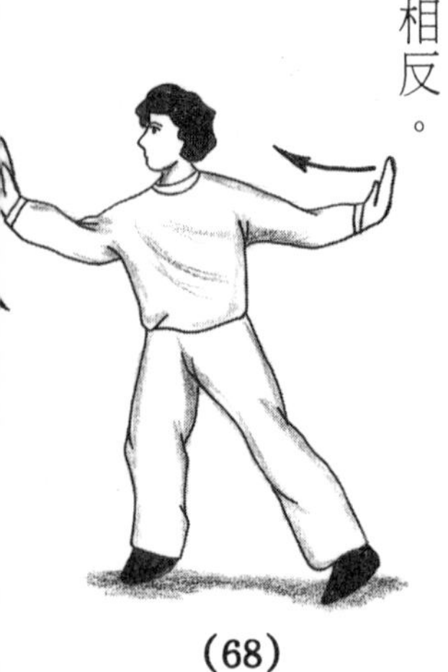

(67)

(68)

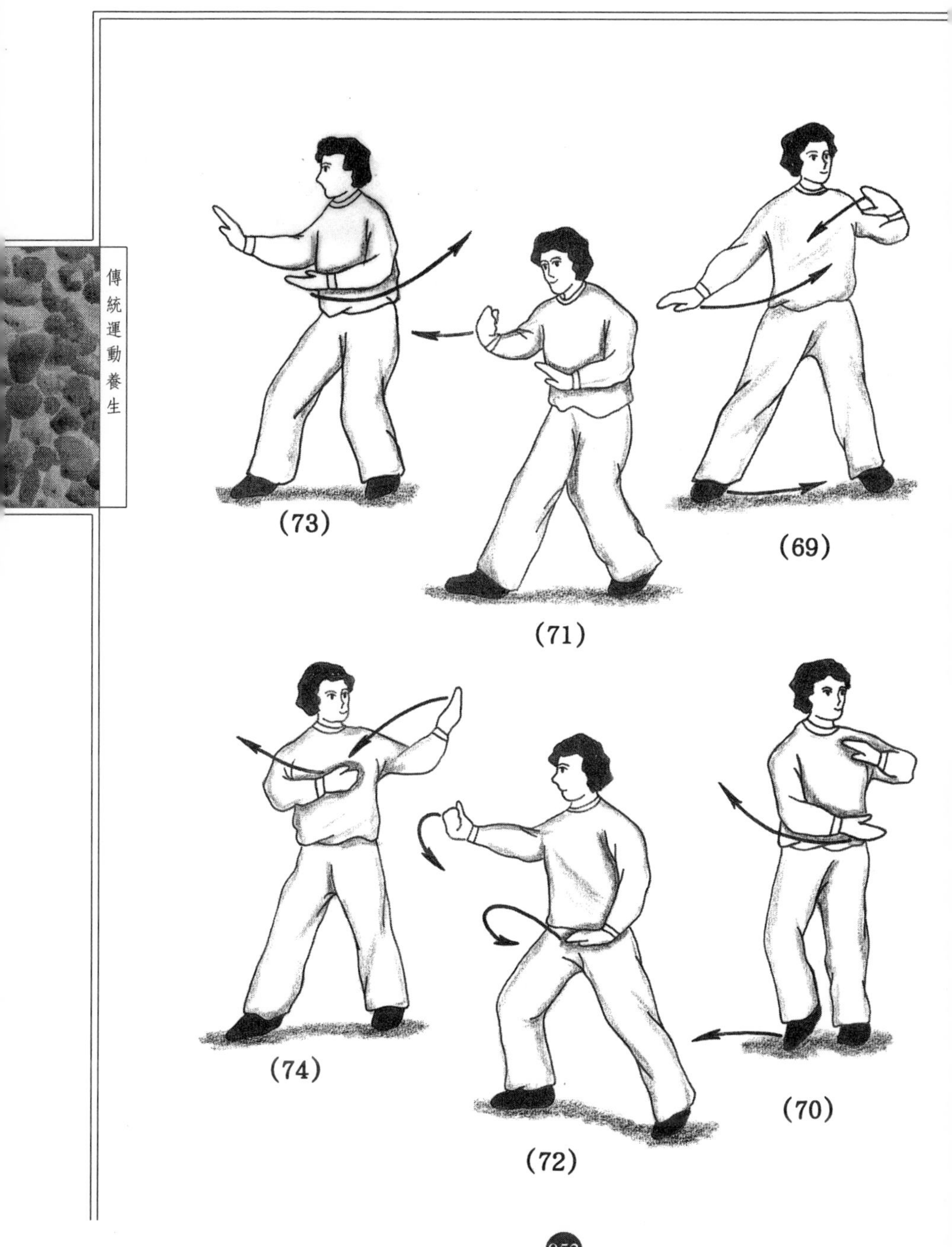

(73) (71) (69)

(74) (72) (70)

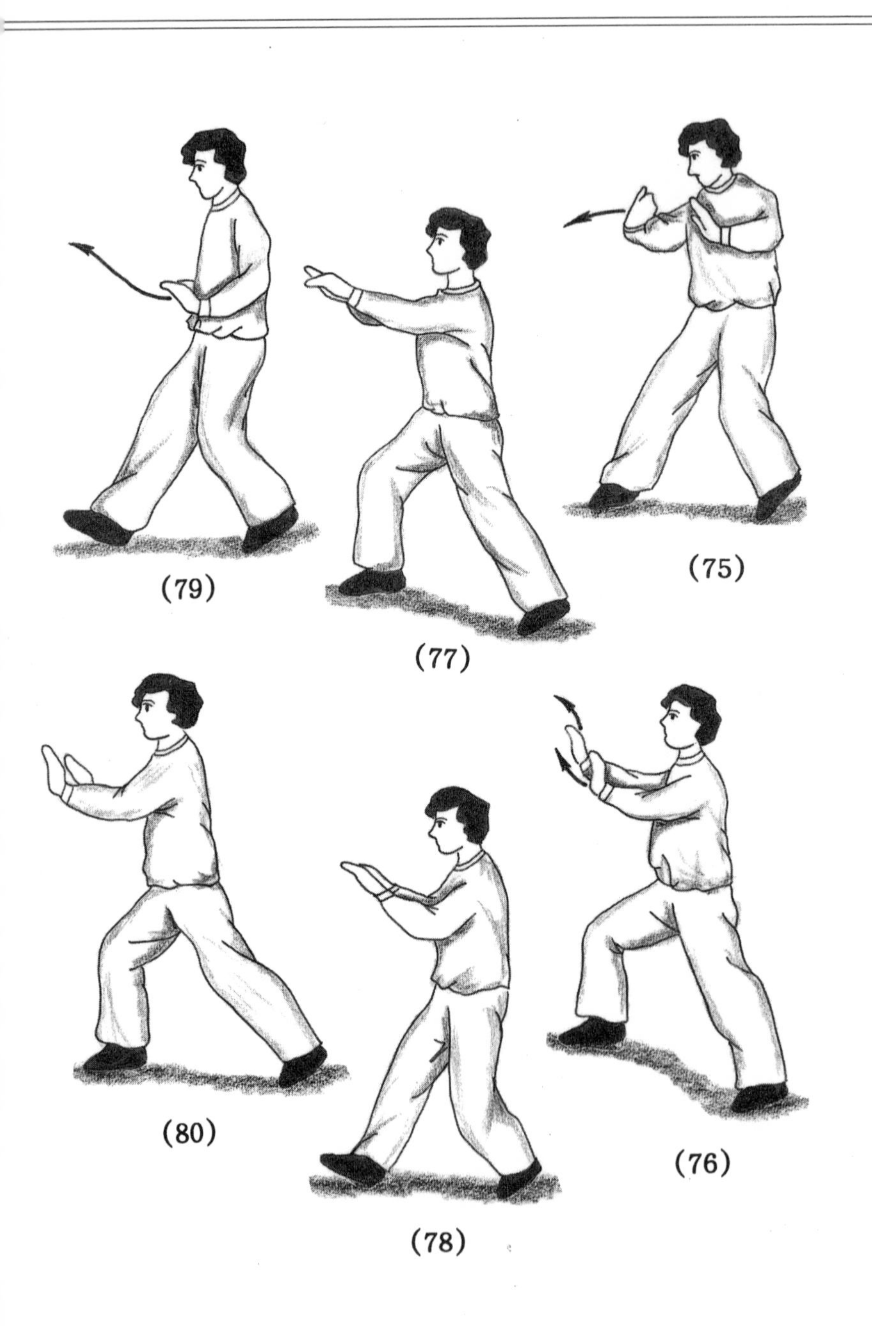
(79) (77) (75) (80) (78) (76)

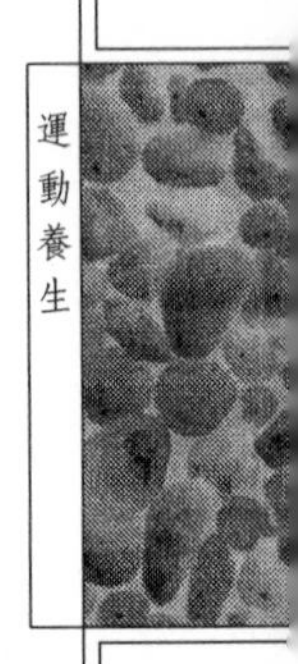

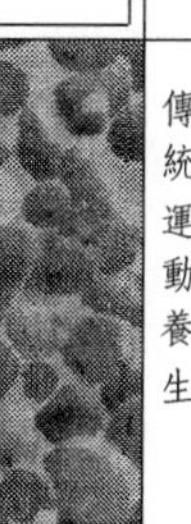

9. 單鞭

(1)上體後坐，重心逐漸移至左腿上，右腳尖裡扣；同時上體左轉，兩手（高右低）向左運轉，直至左臂平舉於左側，右手經腹前運至左脅前（左手心向左、右手心向後上方）。眼看左手（圖81、82）。

(2)身體重心再漸漸移至右腿上，左腳向右腳靠攏，腳尖點地。同時右手向右上方劃弧至右側方時變勾手。臂與肩平；左手向下經腹前向右上方劃弧停於右肩前，手心向後。眼看左手（圖83、84）。

(3)上體微向左轉，左腳向左側方邁出，右腳跟後蹬成左弓步。在身體重心移向左腿的時，左掌慢慢翻轉向前推出，手心向前，手指與眼齊平臂微屈。眼看手（圖85、86）。

要點：上體正直，鬆腰。右臂肘部稍下垂，左肘與左膝上下相對，兩肩下沉。左手向外推時，要隨轉隨推，不要翻掌太快，全部過渡動作，上下要協調一致。

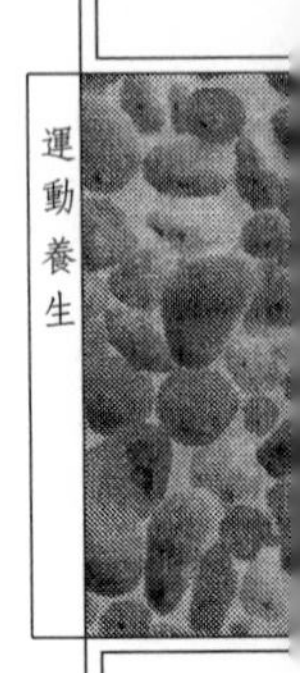

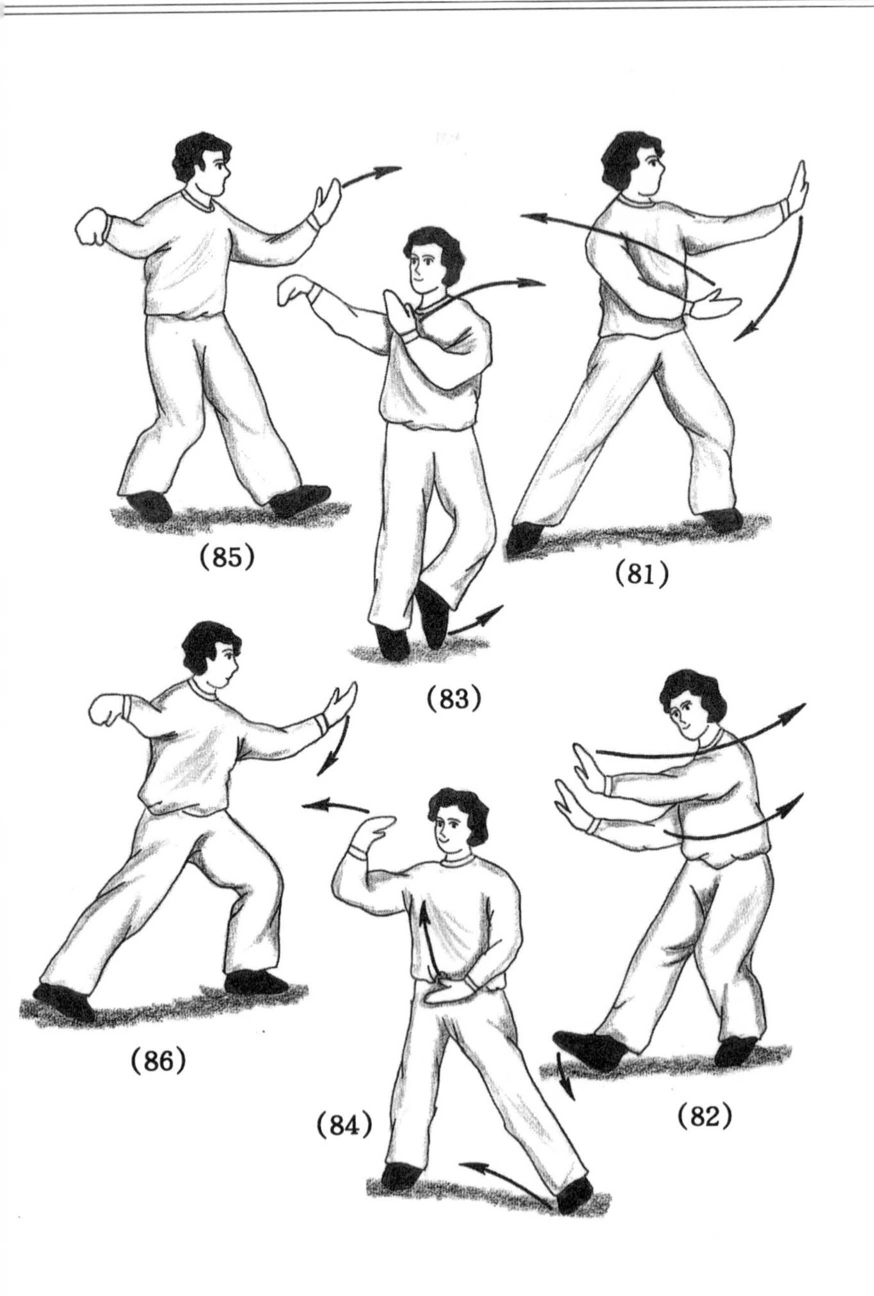
(85)
(83)
(81)
(86)
(84)
(82)

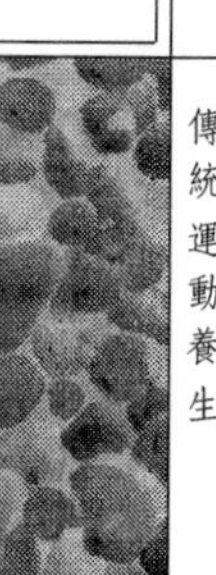

10.左雲手

(1)重心移至右腿上，身體漸向右轉，左腳尖裡扣。左手經腹前向右上劃弧至右肩前，手心斜向後，同時右手變掌手心向右。眼看左手（圖87、88、89）。

(2)身體重心慢慢左移。左手由面前向左側運轉，手心漸漸向左方；右手由右下經腹向左上劃弧至左肩前，手心斜向後，同時右腳靠近左腳，成小開立步（兩腳距離約10～20㎝）。眼看右手（圖90、91）。

(3)右手繼續向右側運轉，左手經腹前向右上劃弧至右肩前，手心斜向後；同時右手翻轉手心向右，左腿向左橫跨一步。眼看左手（圖92、93、94）。

(4)同(2)解（圖95、96）。

(5)同(3)解（圖97、98、99）。

(6)同(2)解（圖100、101）。

要點：身體轉動要以腰脊為軸，鬆腰、鬆胯，避免忽高忽低。兩臂隨腰運轉，要自然、圓活，速度要緩慢均勻。下肢移動時，重心要穩定。眼的視線隨右手而移動。

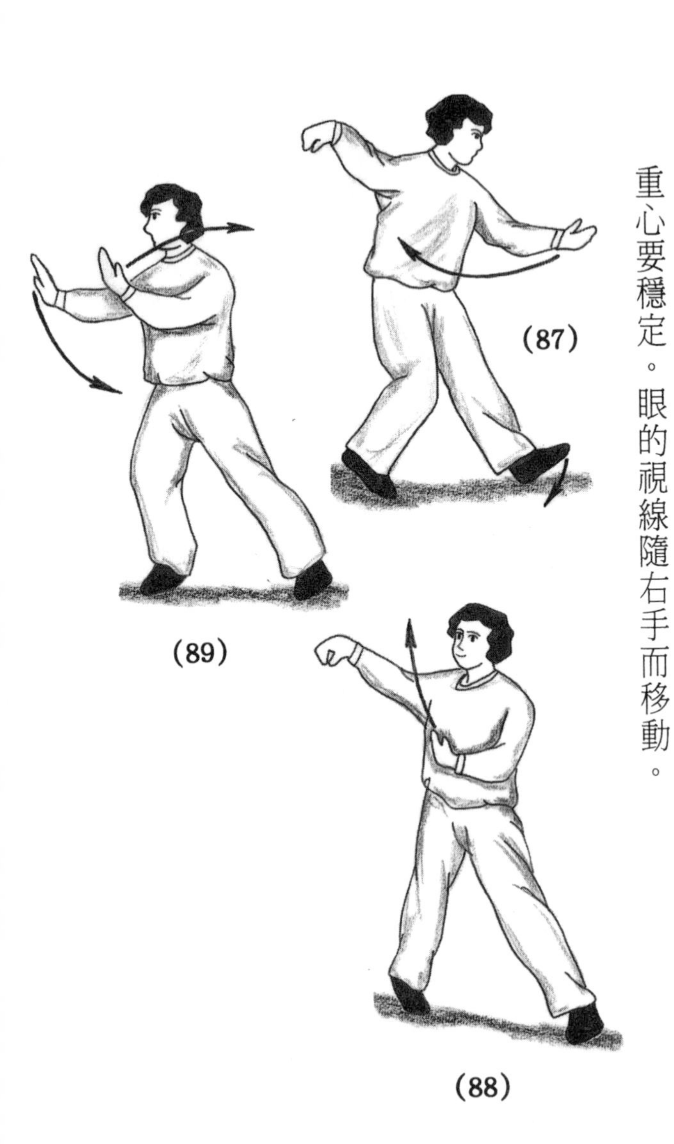

(87)

(88)

(89)

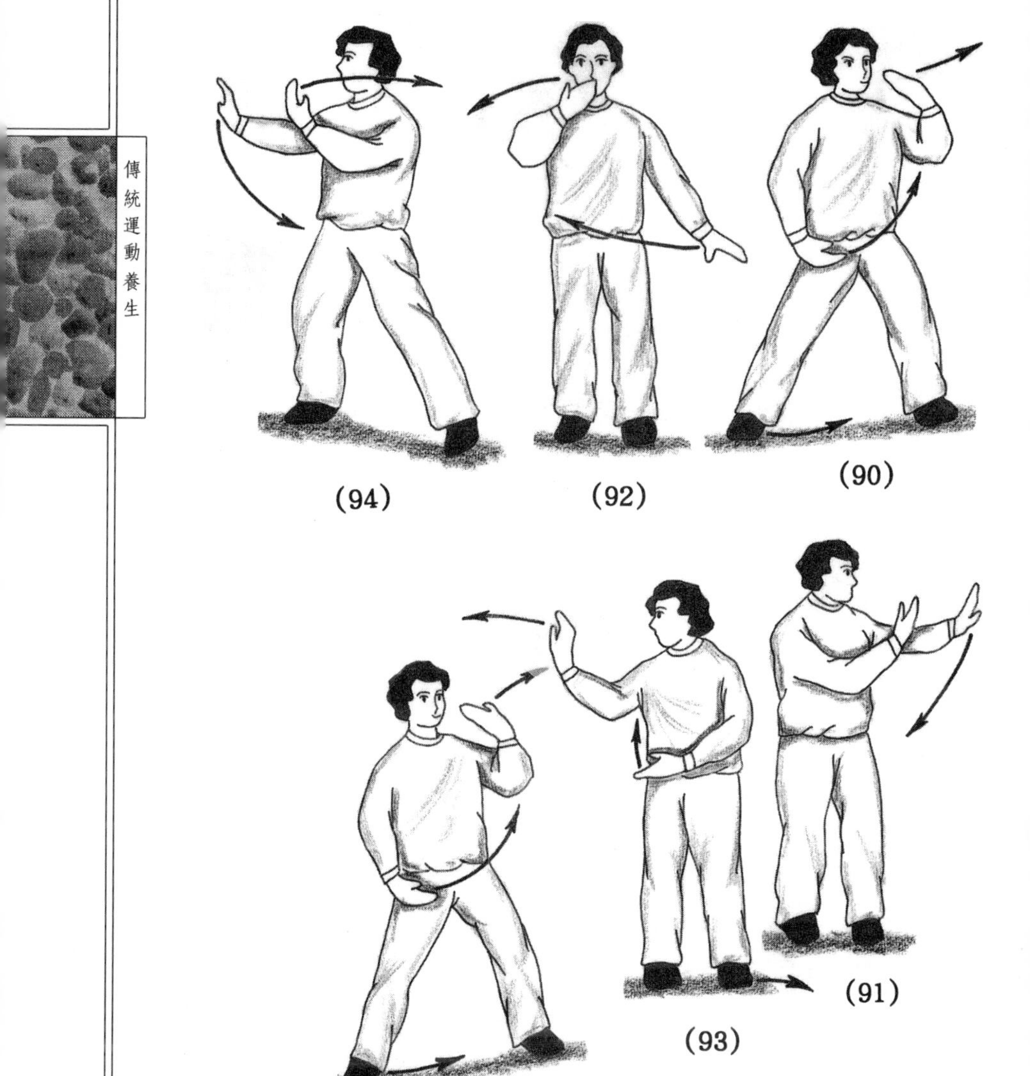

(94) (92) (90)

(95) (93) (91)

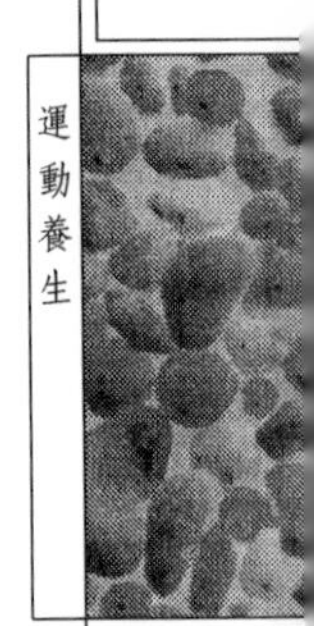

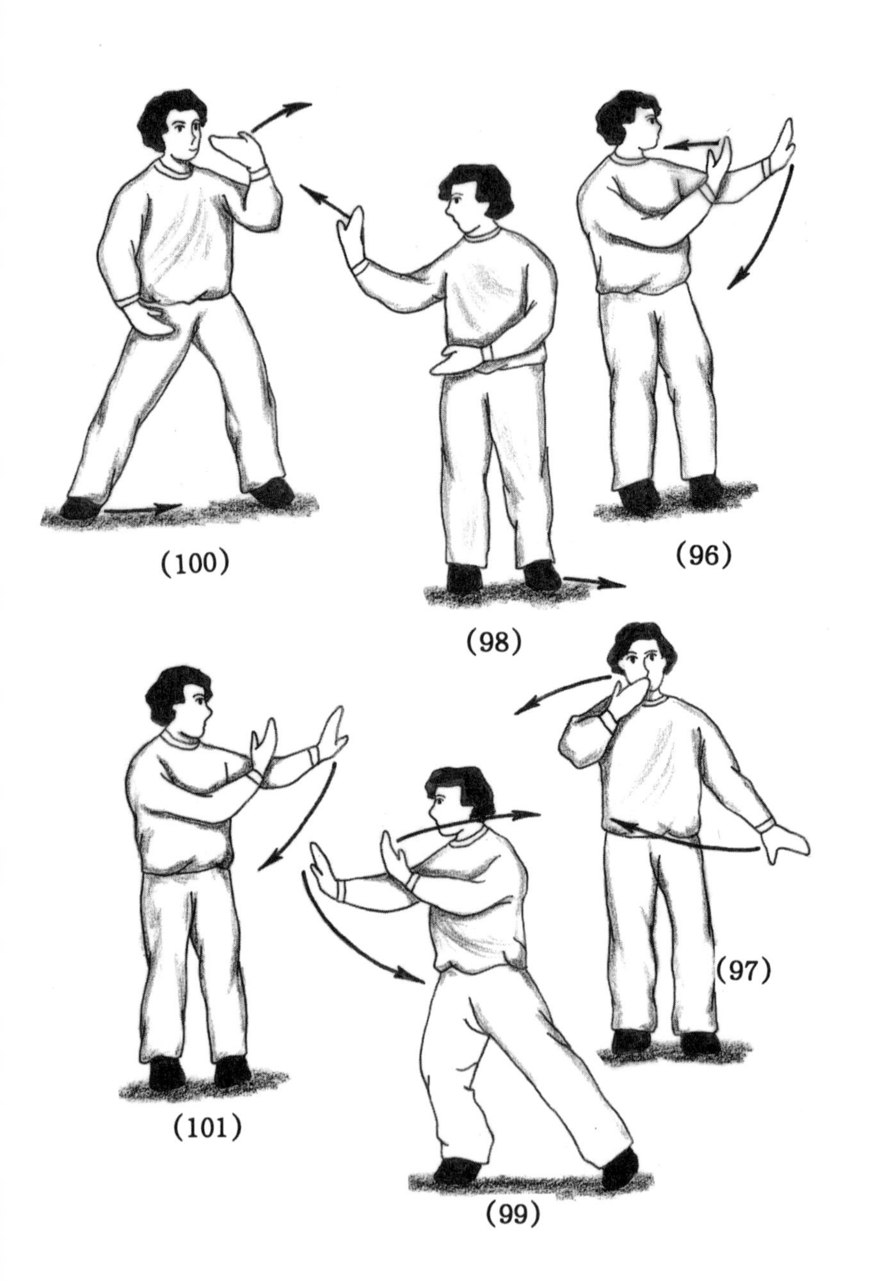
(100)
(98)
(96)
(101)
(99)
(97)

11.單鞭

(1)右手繼續向右運轉，至右側方時變勾手，左手經腹前向右劃弧至右肩前，手心向後，眼看左手（圖102、103、104）。

(2)上體微向左轉，左腳向左側方邁出，右腳跟後蹬成左弓步。在身體重心移向左腿的同時，左掌慢慢翻轉向前推出。成單鞭式（圖105、106）。

要點：與前單鞭式相同。

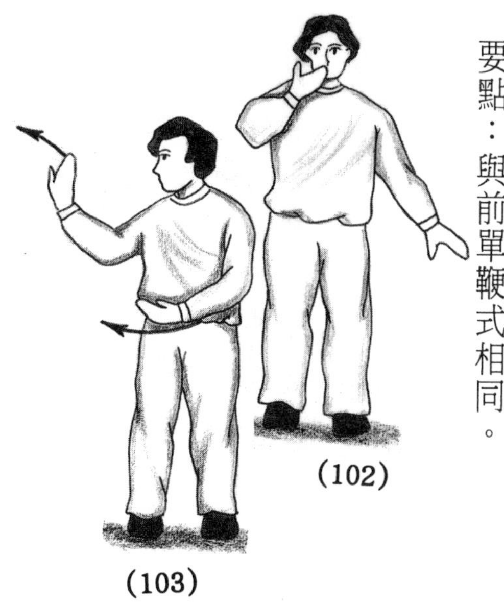
(102)
(103)

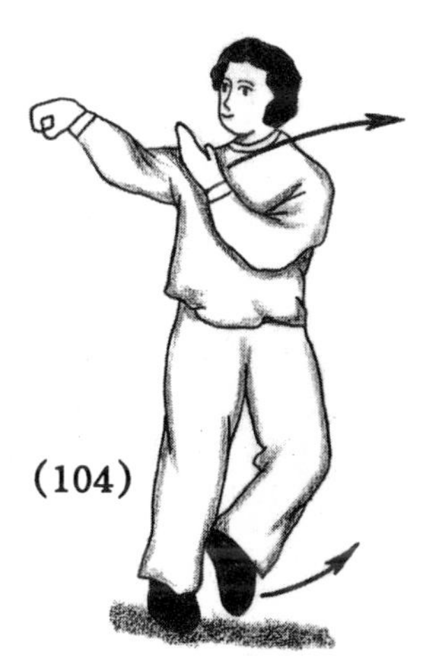
(104)

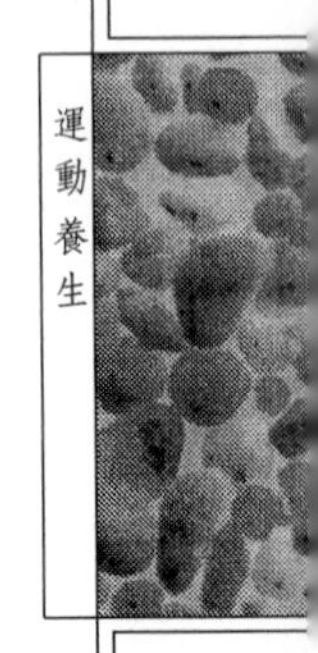

(105)

(106)

12高探馬

(1)右腳跟進半步，身體重心移至右腿上。右勾手變成掌，兩手心翻轉向上，兩肘微屈，同時身體微向右轉，左腳跟漸漸離地，成左虛步。眼看左手（圖107）。

(2)上體微微左轉，右掌經耳旁向前推出，手心向前，手指與眼同高，左手收至左側腰前，手心向上，同時左腳微向前移，腳尖點地。眼看右手（圖108）。

要點：上體自然正直，雙肩要下沉，右肘微下垂。

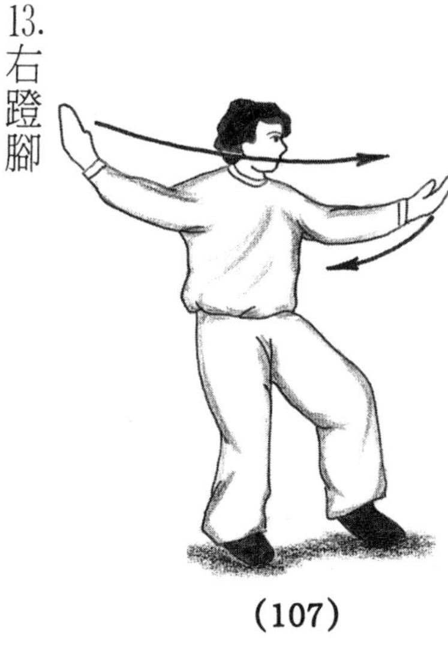
(107)

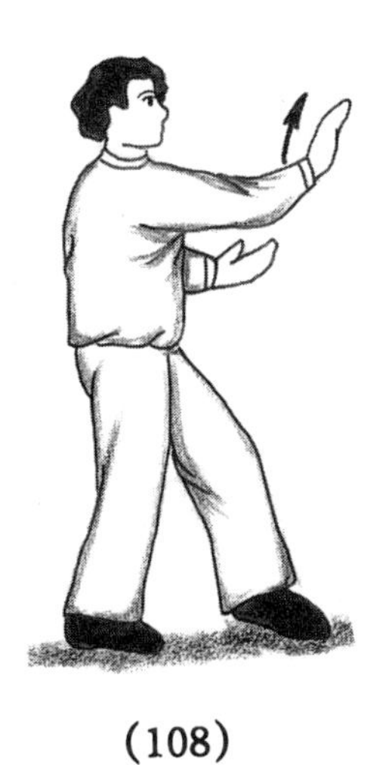
(108)

13.右蹬腳

(1)左手手心向上，前伸至右手腕背面，兩手相互交叉，隨即兩手分開自兩側向下劃弧，手心斜向下；同時左腳提起向左前方進步成左弓步（圖109、110、111）。

(2)兩手由外圈向裡圈劃弧合抱於胸前，右手在外（手心均向後）；同時右腳向左腳靠攏，腳尖點地。眼平看右方（圖112）。

(3)兩臂左右分開平舉，手心均向外，同時右腳提起向右前方慢慢蹬

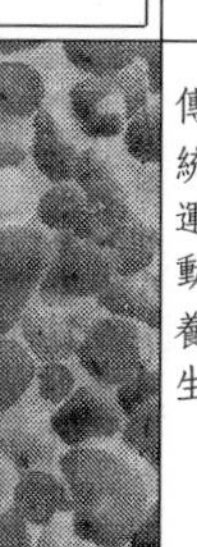

出。眼看右手（圖113、114）。

要點：身體要穩定。兩手分開時，腕部與肩齊平。左腿微屈，蹬腳時腳尖回勾，勁使在腳跟，兩手和腳須協調一致。右臂和右腿上下相對。

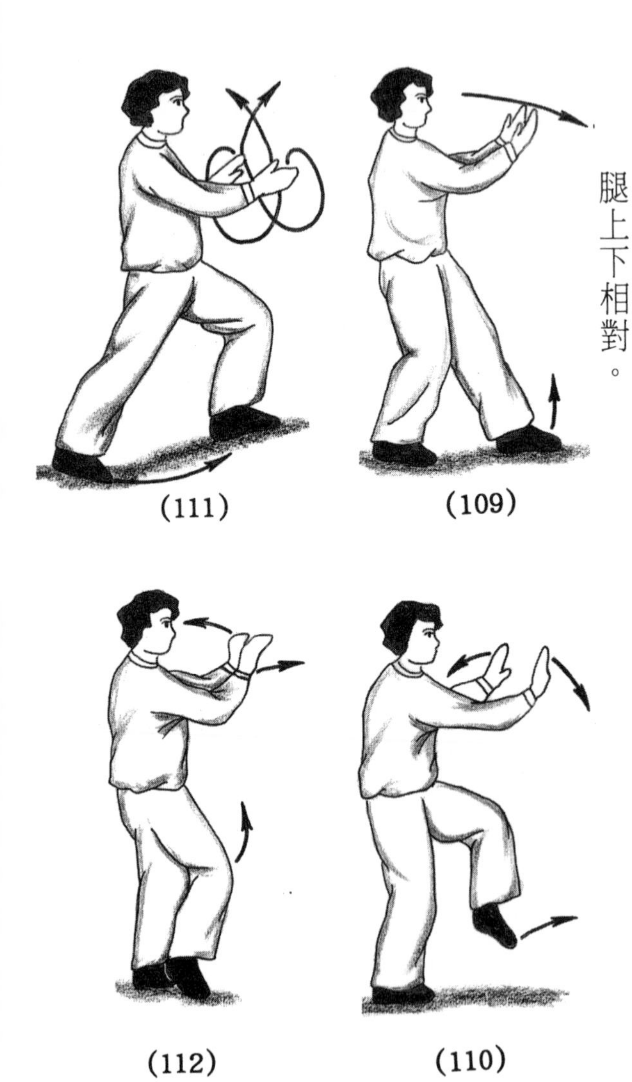
(109)　(110)　(111)　(112)

14.雙峰貫耳

(1)右腿收回，膝蓋提起，左手由後向上向前下落，右手心也翻轉向上，兩手同向劃弧分落於右膝蓋兩側，手心均向上（圖115、116）。

(2)右腳向右前方落下變成右弓步，同時兩手下垂、慢慢變拳，分別從兩側向上向前劃弧至臉前成鉗形狀，拳眼都斜向後（兩拳中間距離約10～20cm）。眼看右拳（圖117、118）。

要點：頭頸正直，鬆腰，兩拳鬆握，沉肩垂肘，兩臂均保持弧形。

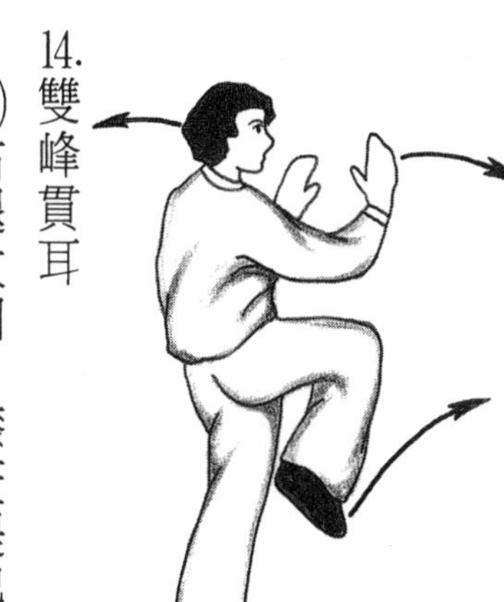

(113)

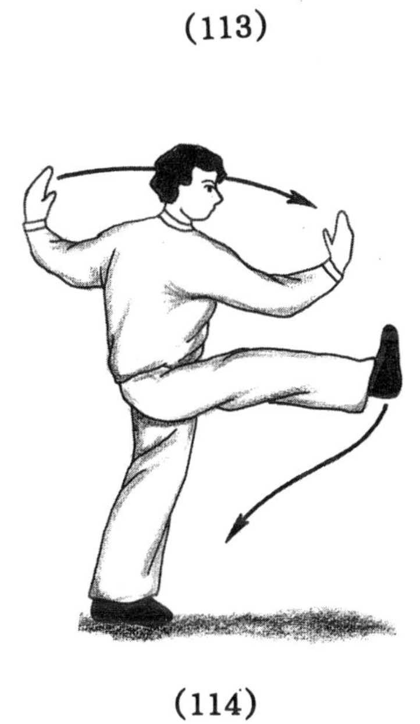

(114)

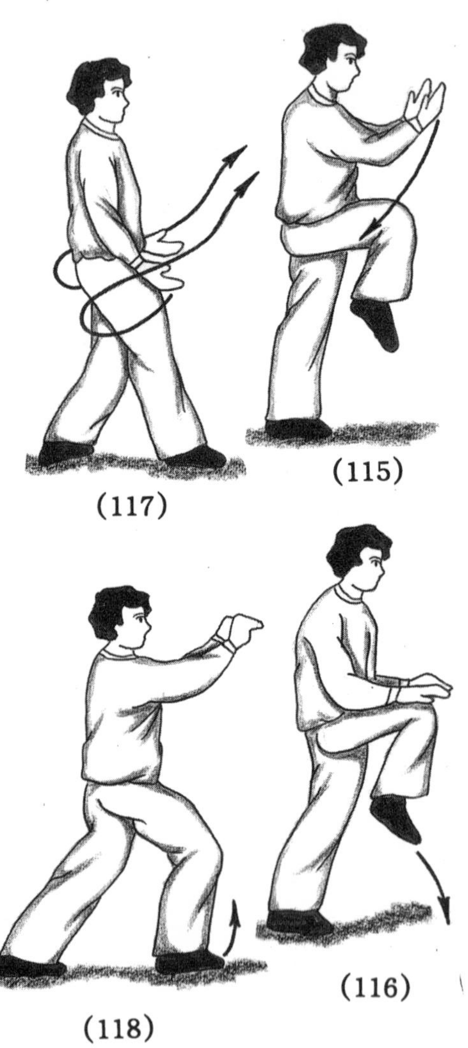
(115) (116) (117) (118)

15.轉身左蹬腳

(1)重心漸漸移至左腿上，右腳尖裡扣，上體向左轉，同時兩拳變掌，由上向左右劃弧分開平舉，手心向前。眼看左手（圖119、120）。

(2)重心再移至右腿上，左腿靠近右腳內側，腳尖點地。同時兩手由外圈向裡圈劃弧合抱於胸前，左手在外，手心均向後。眼平看左

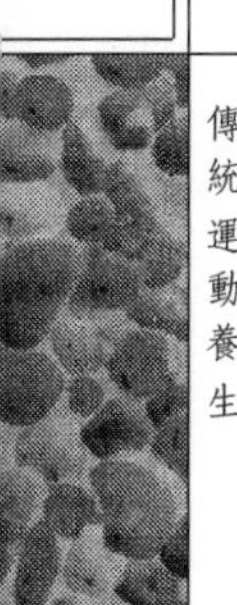

方（圖121、122）。

(3)兩臂左右分開平舉，手心均向外，同時左腳提起向左前方慢慢蹬出。眼看左手（圖123、124）。

要點：與右蹬腳式相同，惟左右相反。

(119)

(121)

(120)

(122)

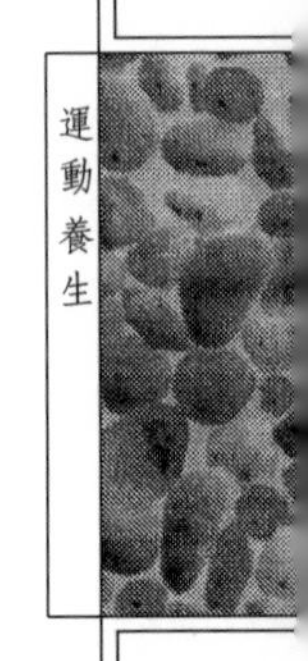

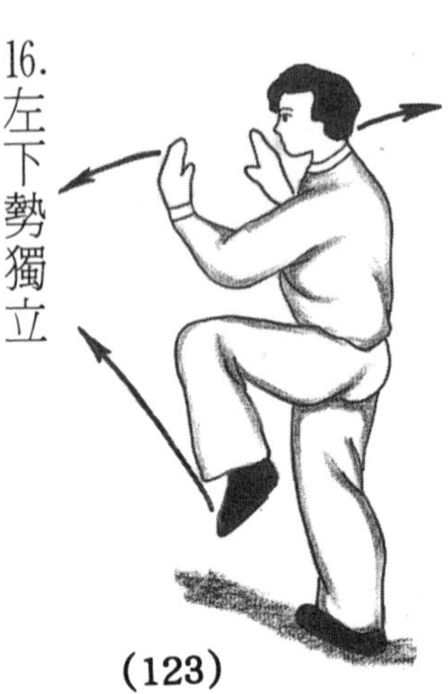

(123)

(124)

16.左下勢獨立

(1)左腿收回平屈，右掌變成勾手，然後左掌向上、向右劃弧下落，立於右肩前。眼看右手（圖125、126）。

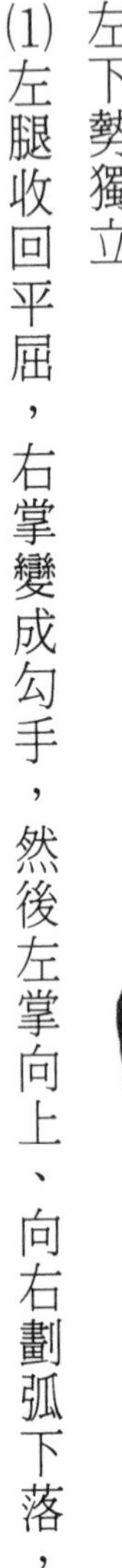

(2)右腿慢慢屈膝下蹲，左腿向左側（偏後）伸出，成左仆步，左手下落向左下經左腿內側穿出。眼看左手（圖127、128）。

要點：右腿全蹲時，右腳尖微向外撇，左腿伸直，左腳尖須向裡扣，腳掌全部著地，左腳尖與右腳跟在同一條直線，上體不可過於前傾。

(3)以左腳跟為軸，腳尖向外扭直（略外撇），隨著右腳蹬，左腳前弓，右腳尖裡扣，上體微向左轉並向前起身，同時左臂繼續向前伸出（立掌）。眼看左手（圖129）。

⑷右腳慢慢提起平屈（成獨立式），同時右勾手下落變成掌，並由後下方順右腿外側向前擺出，屈臂立於右腿上方，肘與膝相對，手心向左；左手落於左胯旁，手心向下。眼看右手（圖130、131）。

要點：上體要正直，獨立的腿要微屈，右腿提起時腳尖自然下垂。

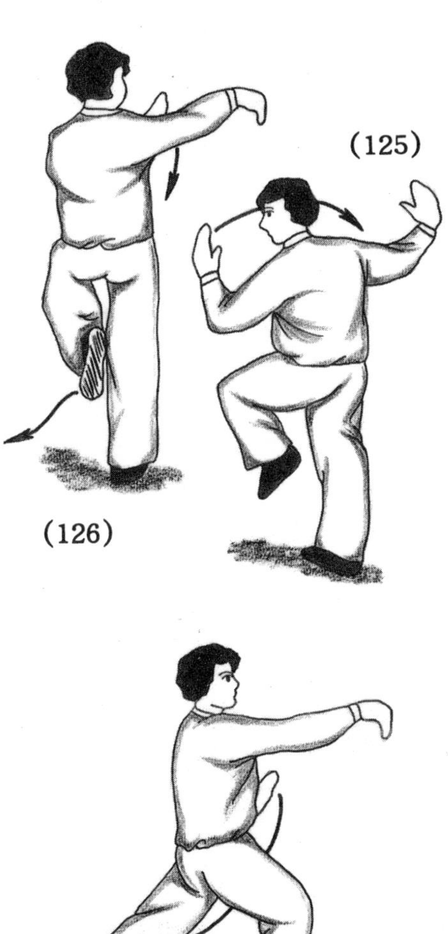
(125)

(126)

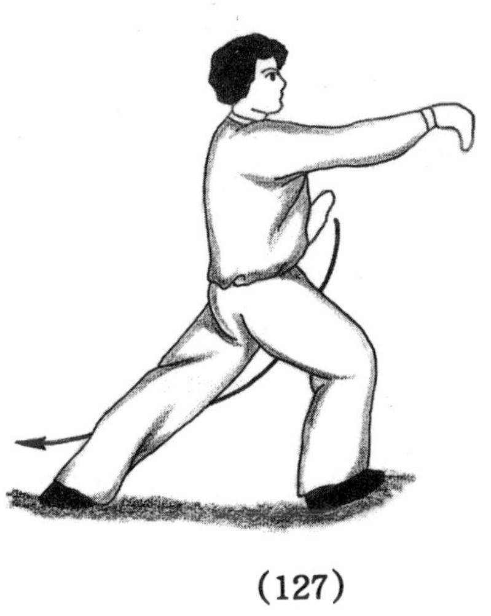
(127)

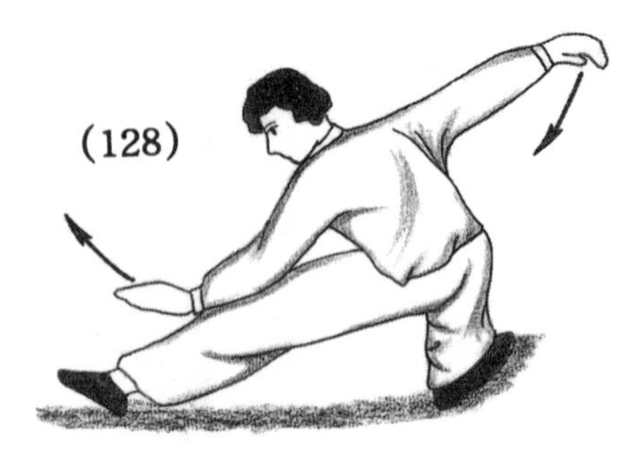

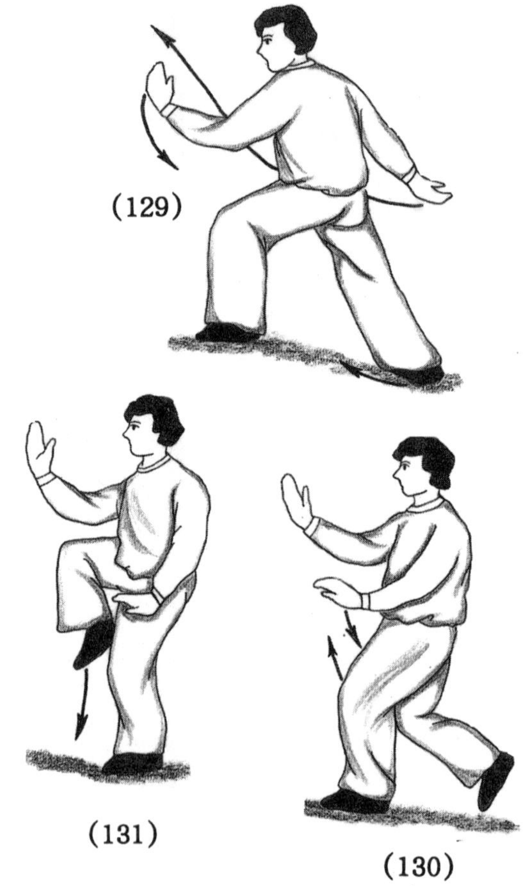

17.右下勢獨立

⑴右腳下落於左腳前，腳尖點地，然後以左腳掌為軸向左轉體，左腳微向外撤。同時左手向右平舉變成勾手，右掌隨著轉體向左側劃弧，立於左肩前。眼看左手（圖132、133）。

⑵同「左下勢獨立」⑵解，將左變為右即可（圖134、135）。

(3)同「左下勢獨立」(3)解，將左變為右即可（圖136、137、138）。

要點：右腳尖觸地後必須稍微提起，然後再向下仆腿，其他均與「左下勢獨立」相同，惟左右相反。

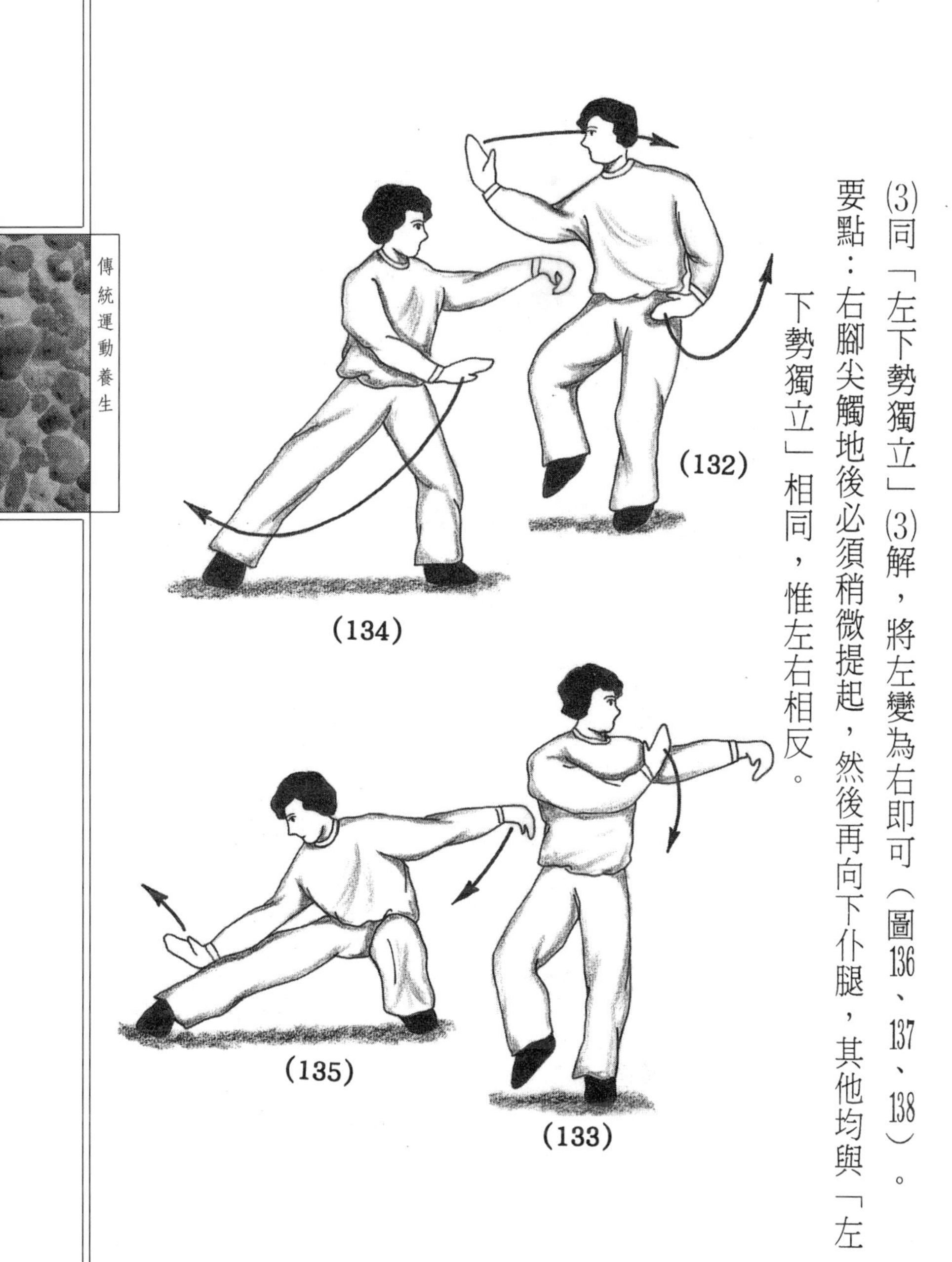

(132)

(134)

(133)

(135)

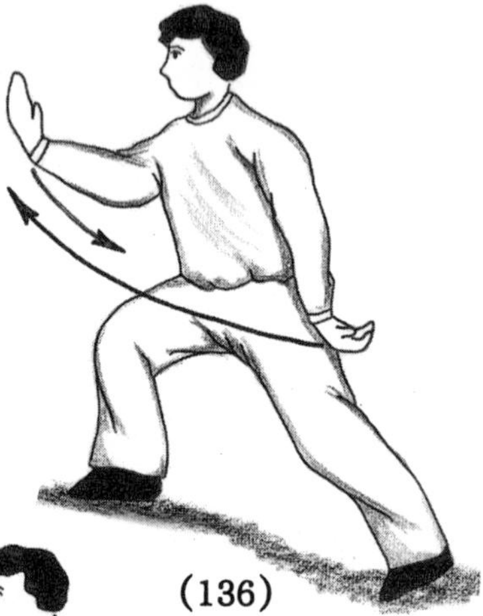

(136)

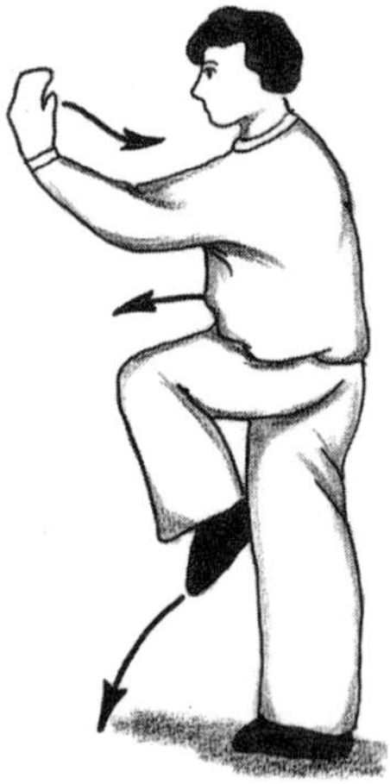

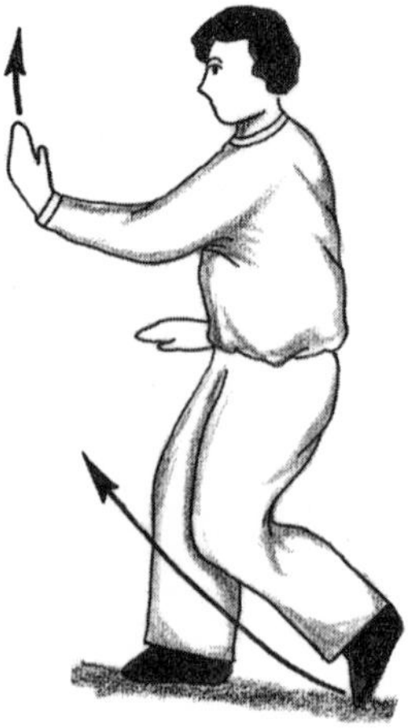

(137)

(138)

18.左右穿梭

(1)身體微向左轉，左腳向前落地，腳尖外撇，右腳跟離地成半坐盤式，同時兩手在左胸前成抱球狀（左上右下）。然後右腳向左腳內側靠攏，腳尖點地。眼看左前臂（圖139、140、141）。

(2)右腳向右前方邁出成右弓步，同時右手由面前向上舉並翻掌停在右額前。手心斜向上；左手先向左下經體前向前推出，高與鼻尖平，手心向前。眼看左手（圖142、143、144）。

(3)身體重心略向後移，右腳尖稍向右撇，隨即體重再移至右腿上，左腳跟進，附於右腳內側，腳尖點地，同時兩手在右胸前成抱球狀（右上左下）。眼看右前臂（圖145、146）。

(4)同(2)解，惟左右相反（圖147、148、149）。

要點：推出後，上體不前俯。手向上舉時，防止引肩上聳。前推時，上舉的手和前推的手的速度，要與腰腿前弓上下協調一致。做弓步時，兩腳跟的橫向距離以不少於30 cm為宜。

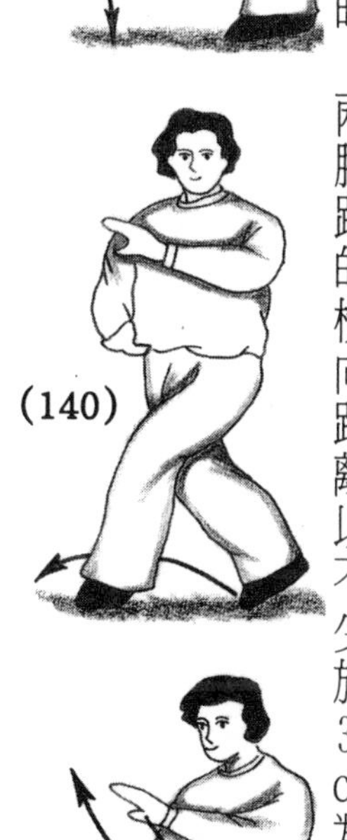

(139)

(140)

(141)

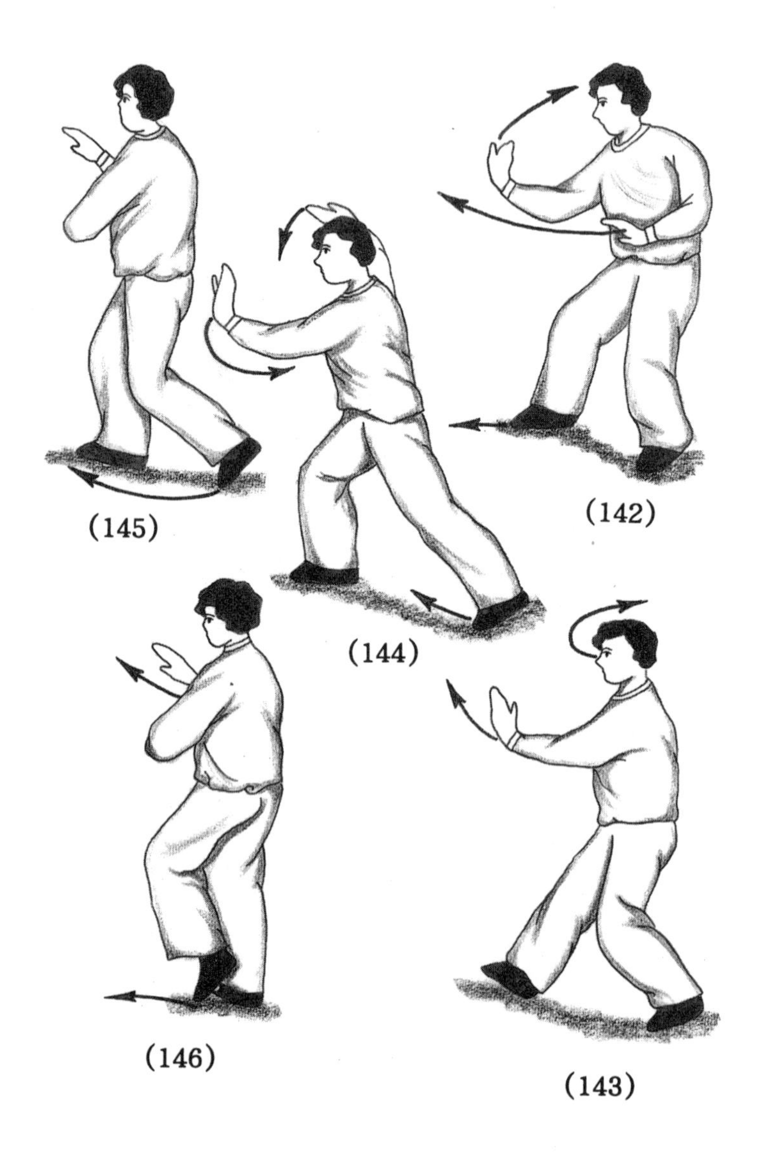
(145)
(144)
(142)
(146)
(143)

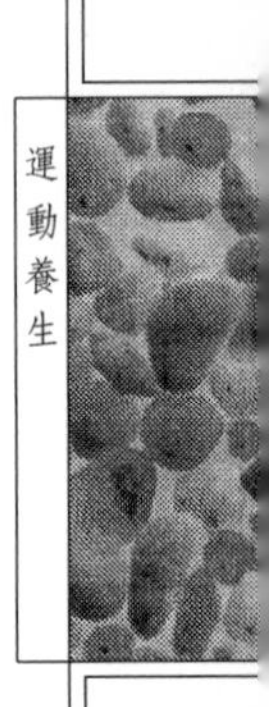

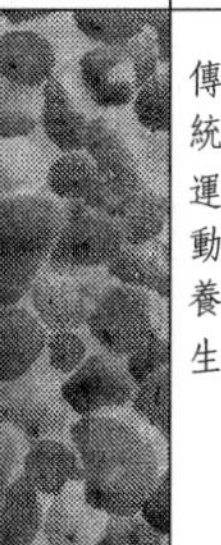

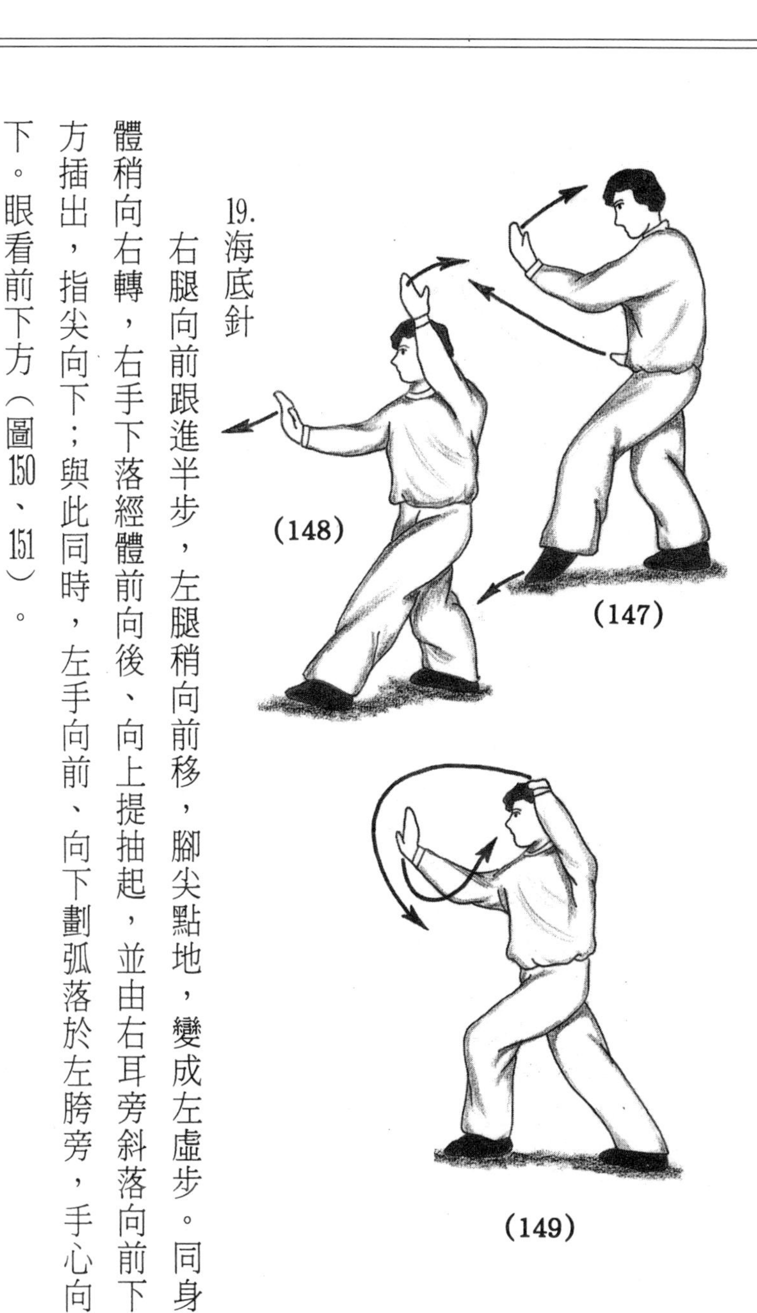

(147)

(148)

(149)

19.海底針

右腿向前跟進半步，左腿稍向前移，腳尖點地，變成左虛步。同身體稍向右轉，右手下落經體前向後、向上提抽起，並由右耳旁斜落向前下方插出，指尖向下；與此同時，左手向前、向下劃弧落於左胯旁，手心向下。眼看前下方（圖150、151）。

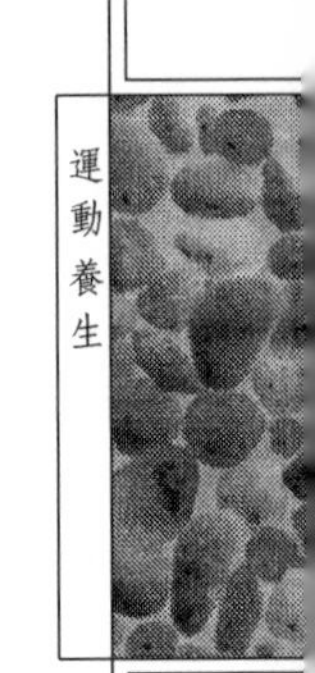

要點：身體要先向右轉，再向左轉，上體不可太前傾，避免低頭和臀部外凸，左腿要微屈。

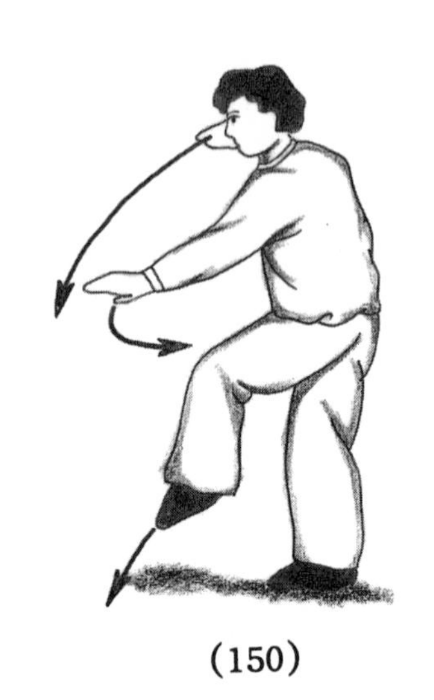

(150)

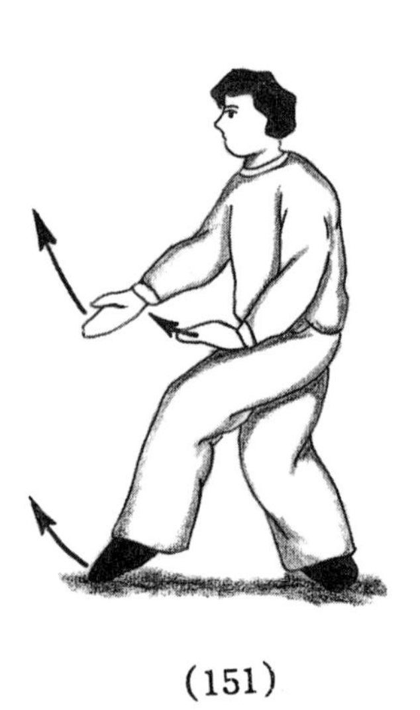

(151)

20.閃通臂

上體稍向右轉，左腳向前邁出成左弓步，同時右手由體前上提，掌心向上翻轉，右臂平屈於頭上方，拇指朝下；左手上起向前平推，高與鼻尖平，手心向前。眼看左手（圖152、153、154）。

要點：上體自然正直，鬆腰、鬆胯，左臂不要伸直，背部肌肉要伸展開。推掌和弓腿動作要協調一致。

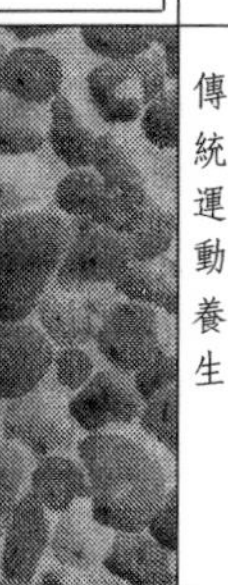

21. 轉身搬攔捶

(1)上體後坐，重心轉至右腿上，左腳尖裡扣，身體向右後轉，然後重心再移至左腿上。在這同時，右手隨著轉體而向右向下（變拳）經腹前劃弧至右肘旁，拳心向下；左掌上舉於頭前方，掌心斜向上。眼看前方（圖155、156）。

(152)

(154)

(153)

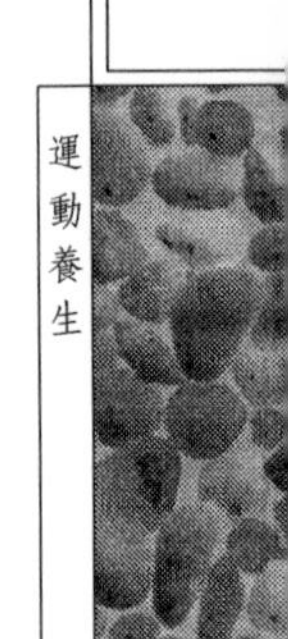

(2)向右轉體，右拳經胸前向前翻轉撇出，掌心向上，左手落於左胯旁，同時右腳收回再向前邁出，腳尖外撇。眼看右拳（圖157、158）。

(3)身體重心移至右腿上，左腳向前邁一步。左手上起經左側向前平行劃弧攔出，掌心向前上方，同時右拳收到右腰旁，拳心向上。眼看左手（圖159、160）。

(4)左腿前弓變成左弓步，同時右拳向前打出，拳眼向上，高與胸平，左手附於右前臂裡側。眼看右拳（圖161）。

要點：右拳不要握得太緊，前臂要慢慢內旋後收，然後再外旋停右腰旁，使拳心向上。在向前打出時，右肩隨掌略向前引伸，沉肩垂肘，右臂要微屈。

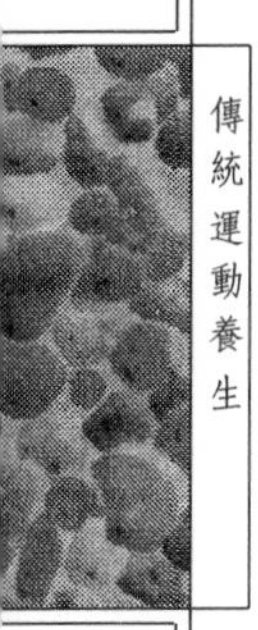

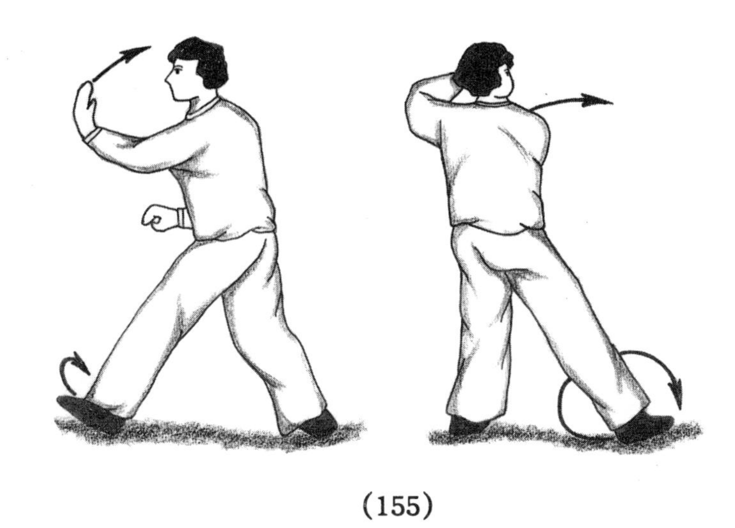

(155)

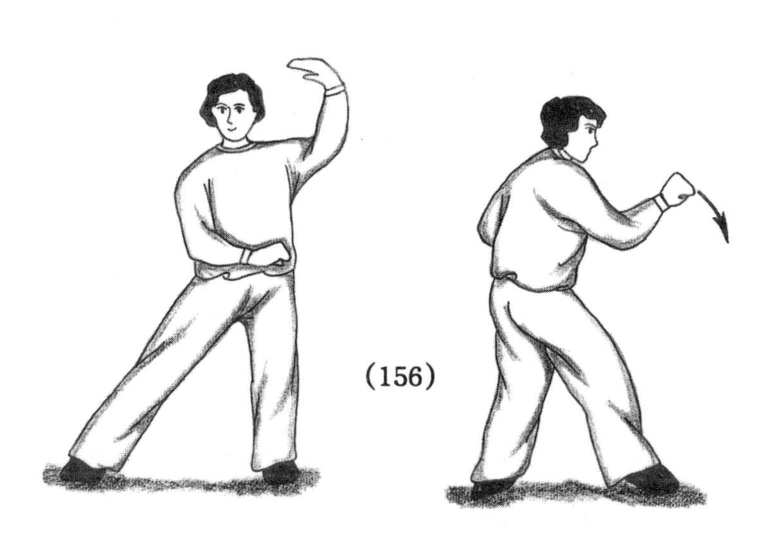

(156)

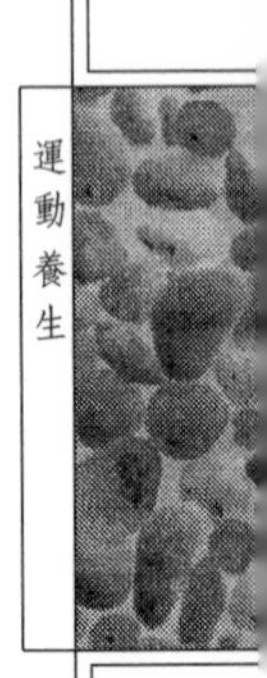

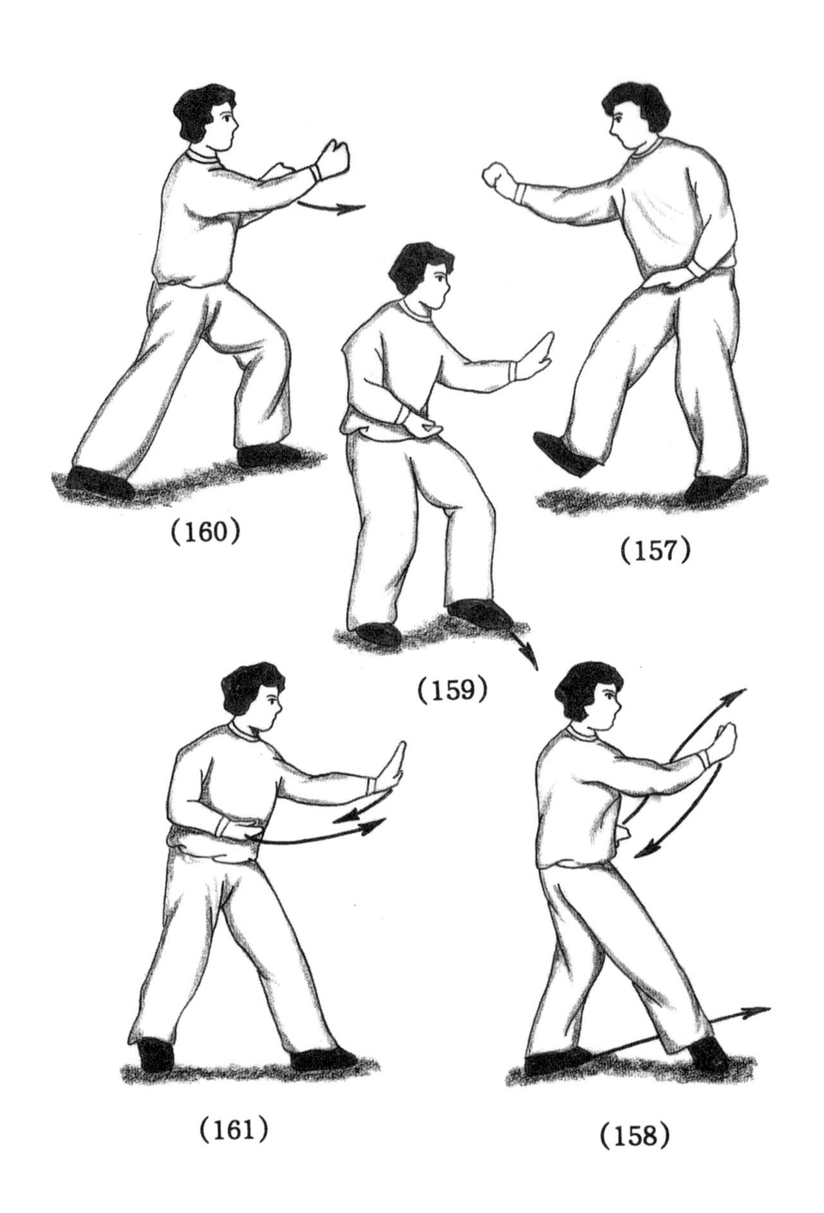

(160) (159) (157)

(161) (158)

22.如封似閉

(1)左手由右腕下向前伸出，右拳變掌，兩手心向上並慢慢回收；同時身體後坐，左腳尖翹起，重心移至右腿上。眼看前方（圖162、163、164）。

(2)兩手在胸前翻掌，向前推出，腕部與肩平，手心向前；同時左腿前弓變左弓步。眼看前方（圖165、166、167）。

要點：身體後坐時，避免後仰，臀部不可凸出。兩臂隨身體回收時，肩、肘部略向外鬆開，不要直抽回。兩手寬度不要超過兩肩。

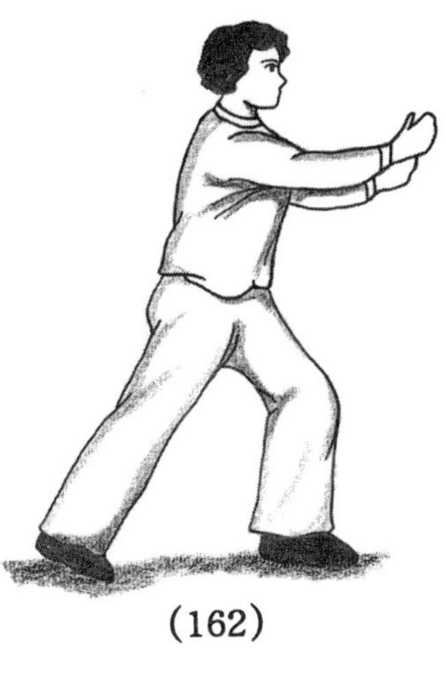
(162)

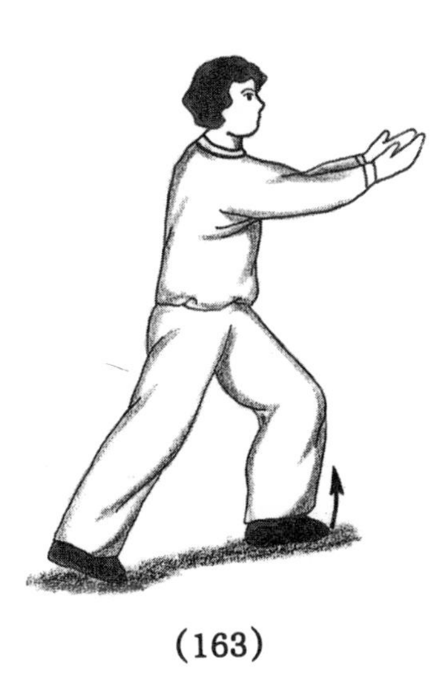
(163)

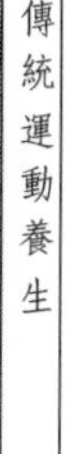

23. 十字手

(1)身體重心移至右腿，左腳尖裡扣，向右轉體。右手隨著轉體動作向右手擺劃弧，與左手成兩臂側平舉，肘部下垂；同時兩腳尖隨著轉體稍向外撇，成右弓步。眼看右手（圖168、169）。

(2)身體重心慢移至左腿上，右腳尖裡扣，然後右腳向左收回與左腳

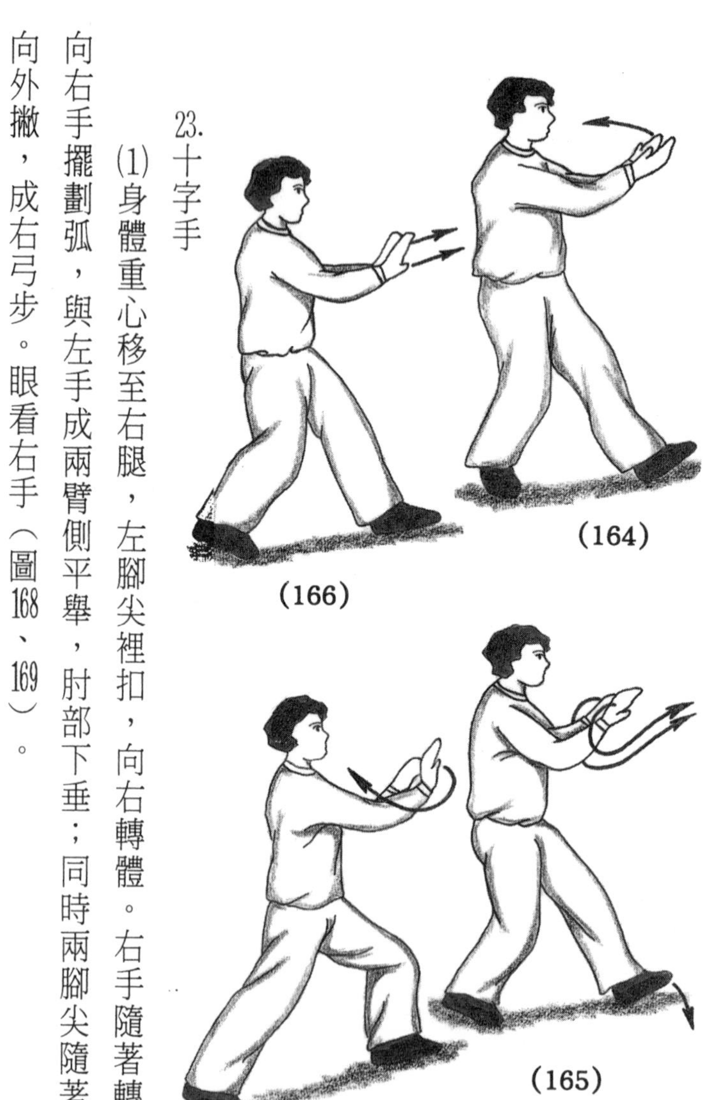

(164) (165) (166) (167)

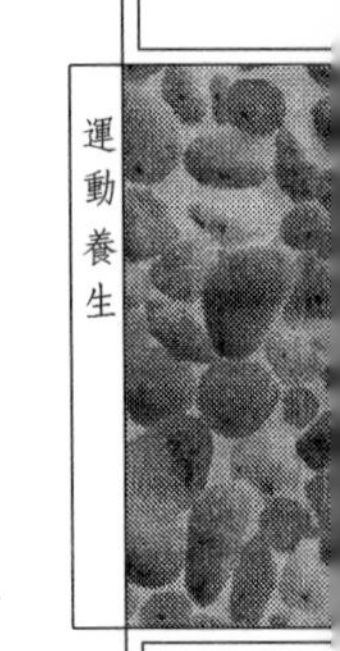

成開立步，兩腳距離與肩同寬；同時兩手向下經腹前向上劃弧交叉於胸前，右手在外，手心均向後，成十字手。眼看前方（圖170、171）。

要點：兩手分開和合抱時上體要下俯，站起後，身體自然正直，要微向上頂，下頦稍向後收。兩臂保持半圓環抱於胸前。沉肩肘，須圓滿舒適。

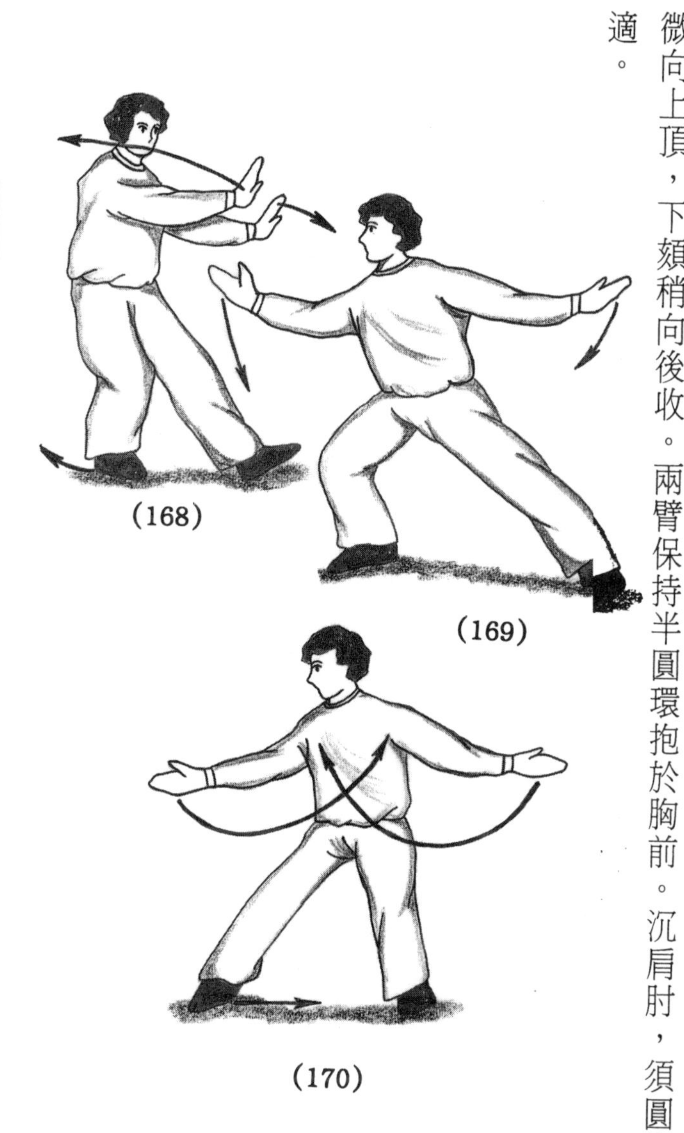
(168)
(169)
(170)

24.收勢

兩手向外翻掌，手心向下，慢慢下落於兩胯外側。眼看前方（圖172、173）。

要點：兩手左右分開下落時，全身要注意放鬆，同時氣也徐徐向下沉（呼氣略加長）。呼吸穩後，把左腳收到右腳旁，再走動休息。

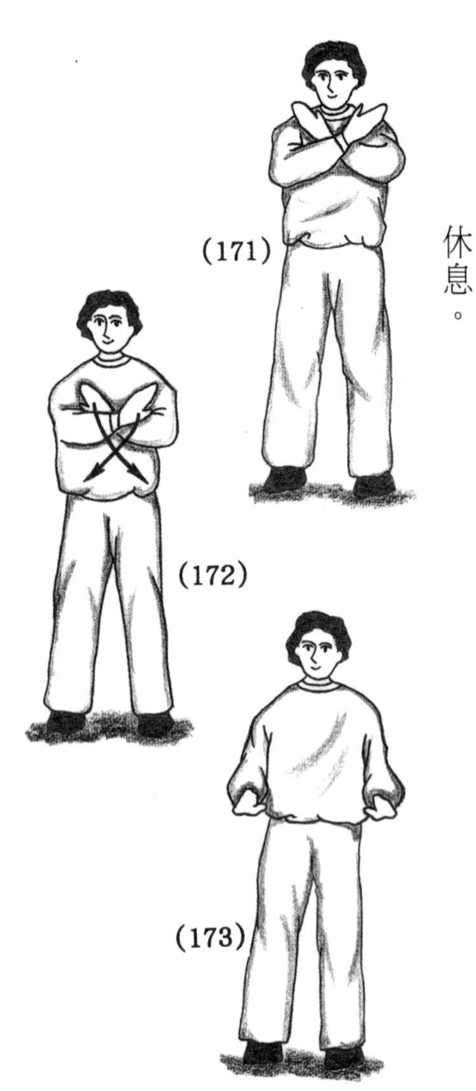
(171)
(172)
(173)

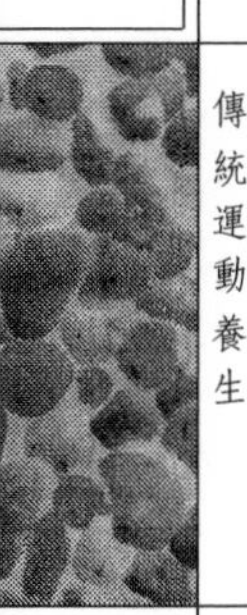

形象生動五禽戲

◇五禽戲，相傳三國名醫華佗所創

五禽戲是我國後議三國時期名醫華佗根據古代導引、吐納、熊經、鳥伸之術，研究了虎、鹿、熊、猿、鳥五禽的活動特點，並結合人體臟腑、經絡和氣血的功能而編成的一套具有民族風格的體育保健運動。

◇五禽戲，流派眾多，日臻完善

五禽戲，經過一七○○多年的流傳，形成了許多不同的流派。現在能見到的「五禽戲」具體術式的記載，便要首推梁朝陶弘景編輯的《養性延命錄》。「五禽戲」在後來的流傳過程中，不少練功家加以發揮，演變出簡或繁、或柔或剛的術式，並使動作與呼吸、意念相依。到了明代，「五

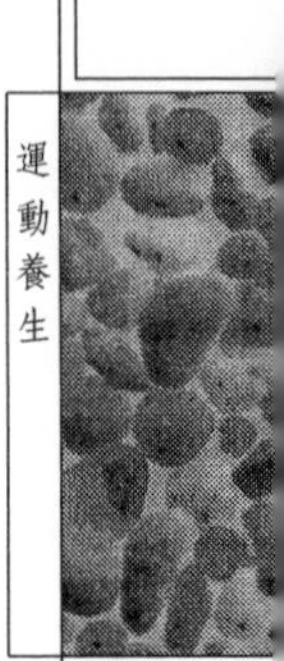

禽戲」不僅有文字描述，而且還出現了圖畫，使導引術式更為象動。至清朝又得到了進一步的改造和創新，改坐勢為立勢，各節連貫成套，綜合了拳術特點，吸收了印度體操的經驗，形成了動作簡化，活動全面，使身心內外均能得到鍛練的保健操。

◆五禽戲，講求形象生動

演練五禽戲不但是五形具備，形象逼真，而且要表現出五禽的神態。練虎戲時，要表現出虎的威猛，做到氣勢凌人，目光逼人，動作驚人，練鹿戲時，要仿照鹿那樣心靜體鬆，輕捷舒展，自由奔放；練熊戲時，要像熊那樣渾厚沉穩，形似笨重，實則穩健；練猿戲時，要好似猿的機靈好動，動作靈活敏捷；練鳥戲時，要仿效鶱的昂然挺拔，輕盈瀟洒，悠然自得。

◆五禽戲，貴在意隨形動

演練五禽戲，不僅形態逼真，而且要使自己進入五禽的意境。同時要根據動作的起落開合，配合呼吸，如此意隨形動，氣隨意行，達到意、氣、形合一。如做虎戲時，要意想自己是一只深山中的猛虎，下山尋食，抓捕動物，進行搏動，飽食之後旋臥休息；做鹿戲時，要意想自己是山坡草原上的小鹿，回道翹望，伸足邁步，眾鹿戲玩，盤旋下坐；做熊戲時，要意想自己是一隻山林中的黑熊，爬山攀樹，東推西靠試氣力，左右晃動漫步行；做猿戲時，要意想自己是一隻置花果山的猿猴，東張西望，三閃六躲，摘桃獻果，晃頭搔癢，坐無定勢；做鳥戲時，要意想自己是一隻停在樹枝上的鳥，伸筋拔骨，往後眺望，展翅飛上藍天，在空中盤旋翱翔。

◆五禽戲，強調精神專一，輕鬆自如

雖然五禽戲以「動」為主，但在演練時必須除雜念，精神專一，兩眼平視前方，同時全身要放鬆，頭頸正直，沉肩垂肘，含胸拔背，鬆腰收腹，並做3～5次腹式呼吸，即吸氣時腹部微微突出，呼氣時腹部稍稍內收。如此才能「氣沉丹田」，更有利於神清氣爽、輕靈敏捷。

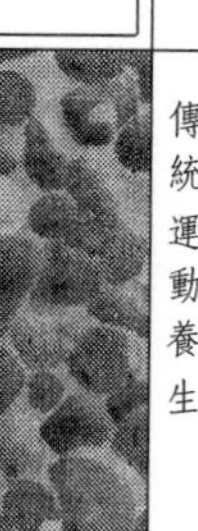

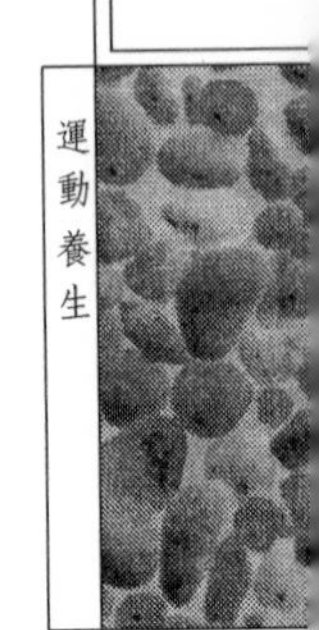

◆中醫臟腑學說認為，五禽配五臟

根據中醫的臟腑學說，五禽配五臟。虎戲主肝，能疏理肝氣，舒筋活絡；鹿戲主腎，能益氣補腎，壯腰健骨；熊戲主脾，能調理脾胃，充實兩肢；猿戲主心，能養心補腦，開心益智；鳥戲主肺，能補肺寬胸，潤暢氣機。但是，人體是一個有機的整體，五臟相輔相成，所以五禽戲中任何一戲的演練，不僅主治一臟的疾患還兼顧其他各臟。

◆大量事實証明，五禽戲有祛病強身、延年益壽之效

五禽戲，可活動關節，增強體質，從而以求天年。華佗創造五禽戲後，不僅自己身體力行，堅持鍛練，還大力推廣，傳授給他的學生吳普和樊阿等人。普按照這套方法進行鍛練，效果很好，到年近九十時，仍然身體健，耳不聾，眼不花，牙齒完好，飲食不減。五禽戲不僅具強身延年之功，還有祛疾除病之效。正如華佗所說：「體有不快，起作禽之戲，怡而汗出，

因以作粉，身體輕便而欲食」。近年來五禽戲作為康復醫療的一種手段，已廣泛應用中風後遺症、風濕性關節類、類風濕性關節炎、骨質增生、脊髓不全性損傷等患者的輔助治療。

柔中見剛易筋經

◆易筋經，是一種變易筋骨的健身方法

易筋經是中國古代延續至今的一種健身方法。顧名思義，「易」是改變的意思，「筋」主要指筋骨，「經」是方法，因此，易筋經就是一種使萎弱的筋骨改變成強壯結實筋骨的練功方法。

◆易筋經，來源生活，流傳較廣

易筋經的來源，曾被委托南北朝時印度高僧達摩傳給少林和尚的，其

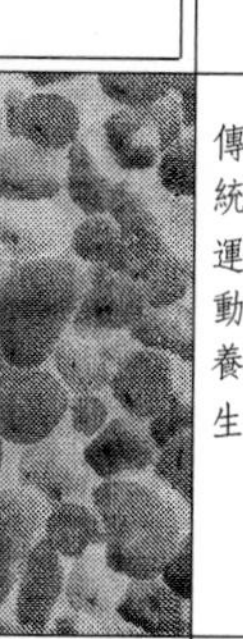

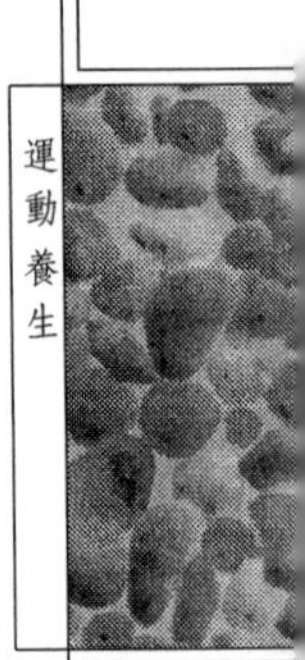

根據是唐初李靖曾在《易筋經》序中論及此事，但據考證，李靖的序本身就不可靠。從古本描繪的易筋經術式來看，易筋經是仿效古代人舂米、載運、進倉、收囤和珍惜穀物等多種姿勢演化而成的。如古本十二易筋經中的搗杵動作，就是來自原始木杵舂米的動作。在幾種古本易筋經資料中均可見到杵的圓棒形。

◆易筋經，貴在鬆中有緊，柔中見剛

易筋經是採用腹呼吸進行靜止性用力來鍛練肌肉，不僅肌肉要放鬆，意念也要放鬆，但是鬆不是肌肉綿軟無力，反指全身肌肉不僵硬，講求鬆中有緊，柔中見剛，即在放鬆的同時又暗中使勁，但也不可用僵勁拙力，這種力應是輕靈又沉穩的富有彈性和韌性的內勁。

◆易筋經，力求「動隨意行」，「意隨氣形」

「動隨意行」，就是在做靜止姿勢時，要意守丹田，所謂意守丹田，

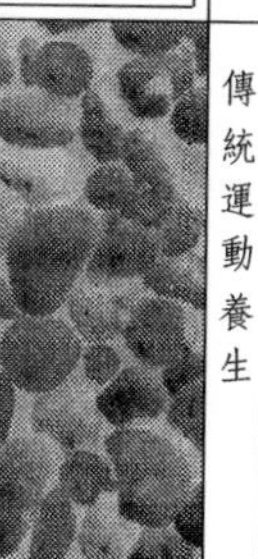

就是微微用意想著肚臍附近，別的暫時不想。必須指出，微微用意就是不過分用意，否則會適得其反，反而造成神經緊張，嚴重時可能引起不良後果。

「意隨氣行」，即是指在強調意守丹田的同時，須配以深長、均勻、輕柔的腹式呼吸。腹式呼吸有自然腹式呼吸和逆式腹式呼吸兩種，前者吸氣時腹部凹下，胸部外展；後者相反，吸氣時腹部凸出，胸部收縮，呼氣時腹部內收。但是無論採用順腹式呼吸還是逆腹式呼吸，都應順其自然，不急不躁；不能強吸硬呼，力求自然。

吸氣時，用鼻或口鼻徐徐將新鮮空氣吸入肺部，充實胸腔，同時腹部也得到充實，使「氣沉丹田」；呼氣時，一般用口呼（也可用鼻呼），把體內污濁之氣緩緩排出。在一動一吸，一動一呼的過程中，可使全身上下處於鬆緊適中的狀態。

◆易筋經練習，有宜忌之別

練習易筋經比較艱苦，每做一式，就要使肢體置於那個姿勢不動，直至肌肉酸脹難忍時，才可接做下一式，動作亦單調，故需練功者有堅強的毅力。而且易筋經要求結合腹式呼吸用暗勁做動作，，而且往往是全身都使勁，運動強度和運動量均較大，因此必須循序漸進。

另外，練習時應做好準備工作，如換穿寬鬆衣著，不穿高跟鞋子等。初練時呼吸和動作次數可以少些，十二式動作可連續做完，也可練習幾式，這需視各人體力而定，久練後可根據自己的情況連續練一套或幾套。一般總以練到微微汗出為宜，不可過量。

練習完畢和休息時，不可當風，並應做適當的放鬆活動，如散步、活動關節等，但要避免進行激烈的活動。若在練功中出現一些不舒適的感覺，則需檢查意念是否集中，全身各部位是否均已放鬆，呼吸是否調勻，並對發現的問題及時糾正，則不適的感覺會很快消除。

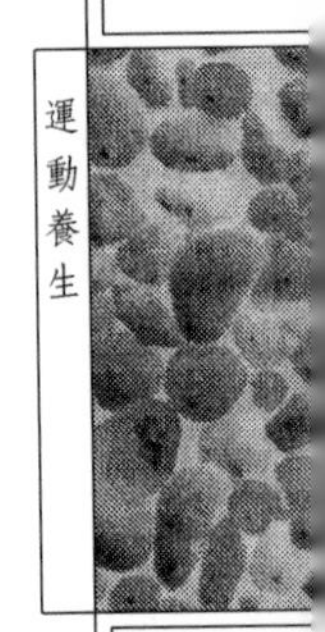

◆久練易筋經，可強筋健骨

練習易筋經時，全身各部分都相應地參加了活動，並把肌肉、肌腱、關節和韌帶位長到一般動作所不能達到的極限長度，並需要靜止的維持一定時間，長期練功可使肌肉逐漸勻稱豐滿、圓潤，富有彈性和收縮、舒張能力。

這種鍛練方法，加強了對骨骼的牽拉，使骨的營養結構及新陳代謝得到改善，提高了骨的抗折、抗彎、抗扭曲的性能；關節周圍的組織得到了相應的鍛練，增強了關節的力量、穩定性、柔韌性和靈活性。

◆久練易筋經，可流暢血脈，安和五臟

長期練功，所產生的內氣暢通於體內，使整個機體產生有益的變化。這不僅可使全身經絡、氣血進一步疏通暢行，補充和營養肌體，還能使全身各系統，特別是中樞神經系統得到調節和鍛練。氣血的充盈，五臟六腑

的調和，精神的充沛，可使人的生命力更加旺盛。

◇十二式易筋經的動作說明和技術要求

*十二式易筋經動作名稱

1. 搗杵舂糧　2. 扁擔挑糧　3. 揚風淨糧　4. 換肩扛糧　5. 推袋垛糧　6. 牽牛拉糧　7. 背牽運糧　8. 盤籮卸糧　9. 圍茓囤糧　10. 撲地護糧　11. 屈體揀糧　12. 弓身收糧

*十二式易筋經套路介紹

1. 搗杵舂糧

預備姿勢：兩腿開立，與肩同寬，腳尖向前，兩手自然下垂，腰背正直，兩眼向前平視，舌舐上顎，唇齒微合，呼吸自然，意守丹田（圖1）

(1)兩臂緩緩抬起至前平舉位，立掌，掌心向前，手臂伸直。

(2)兩肘內屈，兩臂緩緩收至胸前一舉處，掌心相對（相距二、三

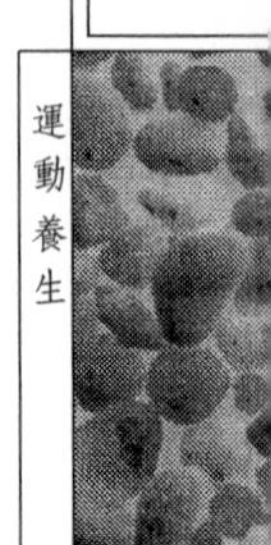

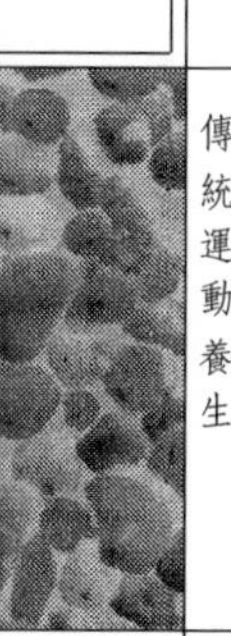

寸），指尖向上，屈腕合掌，兩手如拱形：然後呼吸八次、到二十多次，每吸氣時，用暗勁掌根內擠，指向外翹，每呼氣時，前臂放鬆，兩手如拱形（圖2）。

注意點：要做到身體端正放鬆，思想集中，自然呼吸。

2.扁擔挑糧

兩手經胸前徐徐外展至側平舉姿勢，立掌，掌心向外；呼吸八、九次至二十多次；每吸氣時，胸部擴張，臂向右挺，以足趾抓地，每呼氣時，指尖內翹，掌向外撐，腳跟微微提起離地（圖3）。

注意點：手和足的動作要協調一致，意念集中在掌心和足趾。

3.揚風淨糧

兩手從左右方緩緩上舉，臂肘挺直，兩手托天，舌抵上顎，牙關緊咬，全身伸展，兩腳眼稍提起離地；以此姿勢呼吸八、九次到二十多次，吸氣時用鼻或口鼻徐徐吸入，兩掌用暗勁竭立上托，呼氣時，氣由口或口鼻緩緩呼出，兩掌向前下翻，手臂肌肉慢慢放鬆；再吸氣時，掌再用暗勁向上托，如此反覆進行（圖4）。

注意點：呼吸細長，意念集中在兩手。

以上3式是連成一體的，應連貫進行，各式只做一遍。

4. 換肩扛糧

(1)兩臂從左右方緩緩下落至兩臂側平舉，掌心向下，兩腿開立，與肩同寬。

(2)右手緩緩上舉伸直，掌心向下，五指併攏，指尖向內，頭往右斜，兩眼凝視右手心；左臂同時緩緩向下，屈肘於背後，以手背貼於腰部。以此姿勢呼吸4～5次至10多次；每吸氣時，頭往上頂，雙肩後挺，呼氣時，身體放鬆。

(3)兩手交換，即左手高舉，右手後屈，動作要領同(2)，再呼吸4～5次到10餘次（圖5）。

注意點：兩眼望上舉的手，但意念則集中在另一手手背貼著的腰部，吸氣時以手背輕壓腰背，呼氣時放鬆，呼吸均勻細緩。(2)、

(3)可重覆練習3～5遍。

5.推袋垛糧

(1)右腳向左腳併攏，腳尖向前，兩手緩緩收回，兩臂屈肘於胸旁。立掌，掌心向前。

(2)兩腳併立，兩掌緩緩向前推出，兩臂前平伸，掌心向前，全身挺直，凝視前方；以此姿勢呼吸8～9次到20餘次；每吸氣時，兩掌用力前推，指向後扳，呼氣時，臂掌放鬆（圖6）。

注意點：推掌向前，開始時用力較輕，逐漸加重。本式動作可反覆做3～5次。

6.牽牛拉糧

(1)右腳向前跨一步，屈膝，左腿蹬直，成右弓步，右臂屈肘，右手握拳前舉，高出肩，左手握拳，斜垂於身後（圖7）；以此姿勢呼吸4～5次到10多次，每吸氣時，兩拳緊握內收，右拳貼近右肩，左拳斜垂背後，呼氣時，兩拳放鬆，右拳恢復前舉。

(2)身體向右轉，成左弓步，左手握拳前舉，右拳斜垂背後，再呼吸4、5次到10多次，動作要領同(1)。

注意點：意念集中在手部，兩臂用力，呼吸時小腹放鬆自然。本式動作可反覆練習3～5遍。

7.背牽運糧

(1)右腳向前跟進一大步，兩腳開立，與肩同寬；左手由腋下向後屈，手背緊貼胸椎，指尖儘量向上，右手由右肩後伸，如拉牽繩一樣去拉左手手指；足趾抓地，身體前傾（圖8）；以此姿勢呼吸5～10次，每當吸氣時兩手緊接，呼氣時放鬆。

(2)左手在上，右手在下，動作要領同(1)，再呼吸4～5次到10多次。

注意點：自由呼吸，本式動作可做3～5遍。

8.盤籮卸糧

(1)左腳向左邁一大步，兩腳開立，比肩寬，同時兩手收回，兩臂側平舉，掌心向上。

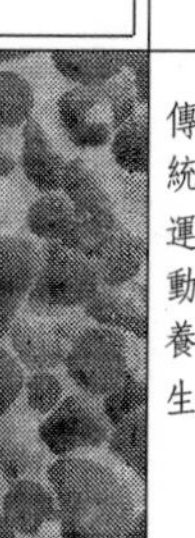

(2)屈膝下蹲成馬步，上體挺直，兩肘彎曲，兩前臂向前外方水平伸出，掌心向上，如捧重物；以此姿勢稍停片刻，兩手翻掌向下，虎口向前，如搬放重物，然後兩腿慢慢伸直，左腳再收回併攏（圖9）；做時配合呼吸，捧物時儘量吸氣，放物時呼氣。

注意點：動作緩慢，沉穩有力，整個過程要求舌抵上顎，微閉口，眼睜大。本式動作可做3～5遍。

9.囤草囤糧

(1)左腳收回成立正姿勢，左手收回握拳於腰間，右手向左前方伸出，五指捏成鈎手，上體左轉；然後身體前彎，同時右手在腰帶動下向右劃平圓（圖10），似做囤糧草的動作，連做4～5次到10餘次；手劃近胸部時上體伸直，同時吸氣，劃到前方時上體前彎，同時呼氣。

(2)右手收回握拳於腰間。左手向右前方出，五指捏成鈎手，上體右轉，然後身體前彎，同時左手在腰帶動下向右劃平圓，連做4～

5次到10餘次。動作要領同(1)。

注意點：一手收回與一手伸出要同時進行，協調一致。

10.撲地護糧

(1)兩手收回，自然下垂，成立正姿勢。

(2)右腳前跨一大步，屈膝左腿蹬直成右弓步，上體前傾，兩手五指按地，成俯撐姿勢，頭稍抬起，眼看前下方（圖11），呼吸8～9次到20多次，每吸氣時，兩臂伸直，上體高抬，呼氣時，兩肘彎屈，胸部下落，一吸一呼，兩臂一伸一屈，上體一起一伏。如此左右兩側交替進行，似在尋找侵蝕糧食的害蟲。

注意點：腰部要放鬆，脊柱保持凹平，最好以五指指尖點地。如指力不夠，也可改用掌心貼地。體力較弱者，按地動作也可改為按膝（圖12）。本式動作只作1遍。

11.屈體揀糧

(1)立正，兩臂自然下垂。

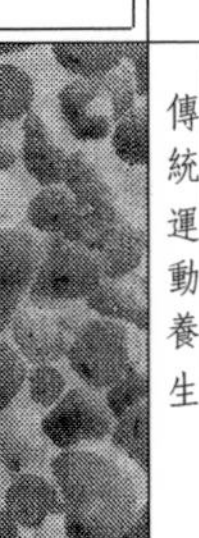

(2)左腳向左跨出一步，兩腿分立同肩寬，兩手用力抱頭後部，手指貼枕後，以兩肘用力張開，手指敲小腦後部（如「鳴天鼓」）片刻；然後配合呼吸做屈體動作：吸氣時，身體挺起，呼氣時，俯身彎腰，頭垂至膝間作躬身狀，兩膝維持挺直，如此反覆進行8～9次到20多次（圖13）。

(3)緩緩伸腰站起，兩手自然下垂。

注意點：彎腰垂頭的幅度可因人而異，不必勉強。本式動作，初練者做1～2遍，逐步增加到3～5遍。患有高血壓和腦動脈硬化者不宜。

12弓身收糧

(1)兩腿開立，保持挺直，上體前屈，對臂伸直，用力向下推去，手心向上，手背觸地面，昂頭注目，意為捧落在地上的糧食；下彎時腳跟提起，起立時腳跟又著地；如此屈體起伏20多次（圖14）。

(2)伸腰起立，兩手同時上提，兩臂左右側展，屈伸7次，掌心斜向上（圖15）。

(3)兩手緩緩收回，兩臂自然下垂，全套練習結束。

注意點：屈身時兩手背觸地面，能到地最好，但不勉強，能下推多少就多少。患有高血壓病及腦動脈硬化者不宜。

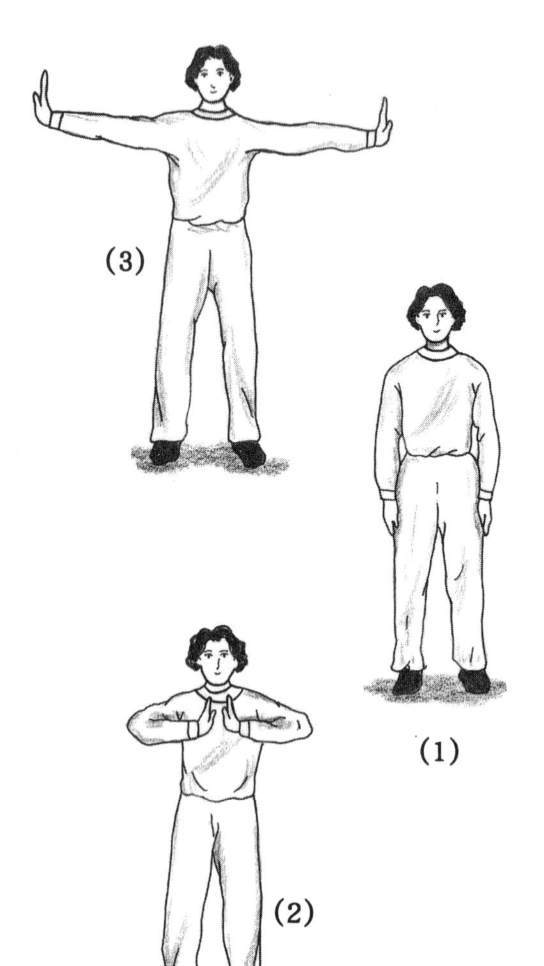

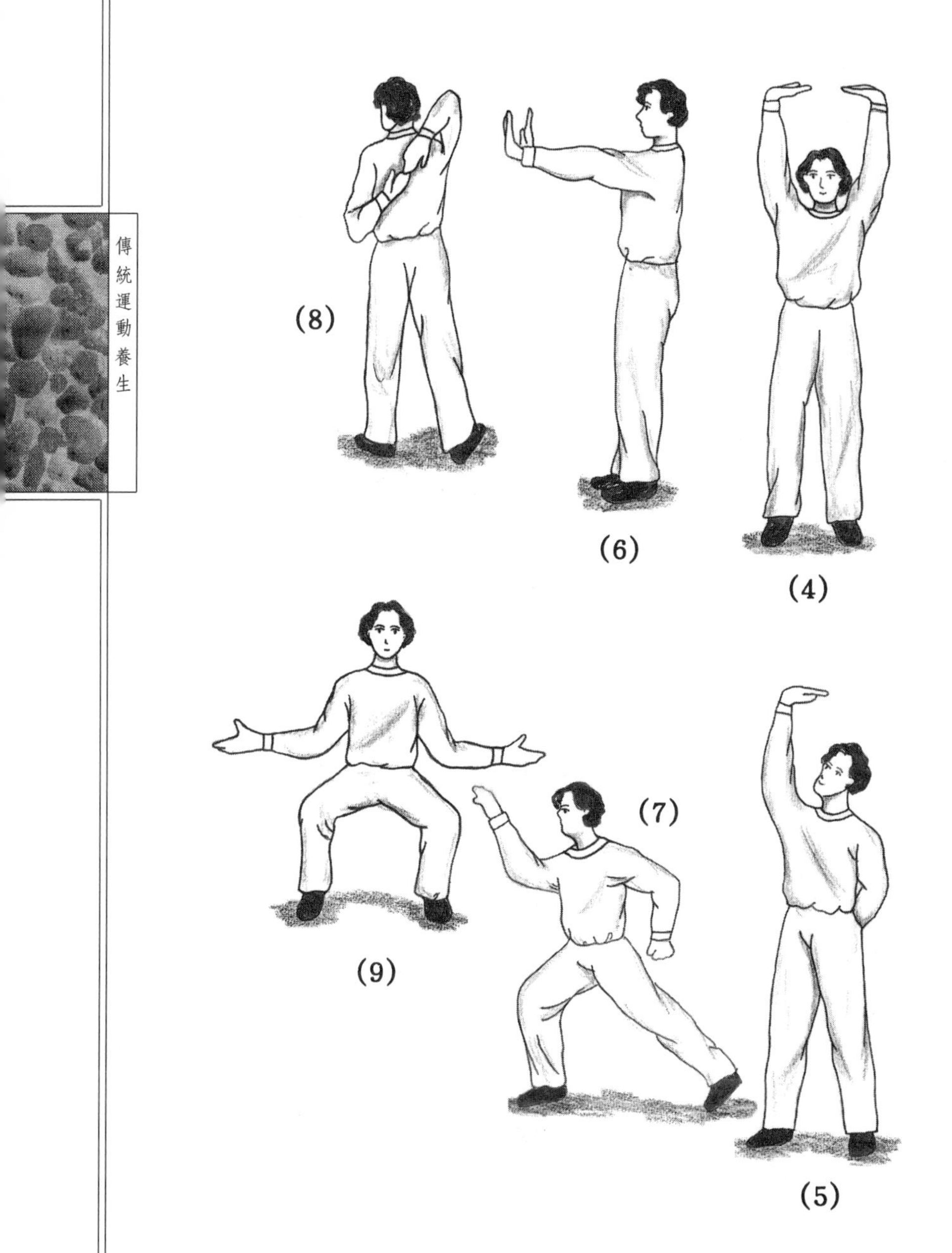
(8)
(6)
(4)
(9)
(7)
(5)

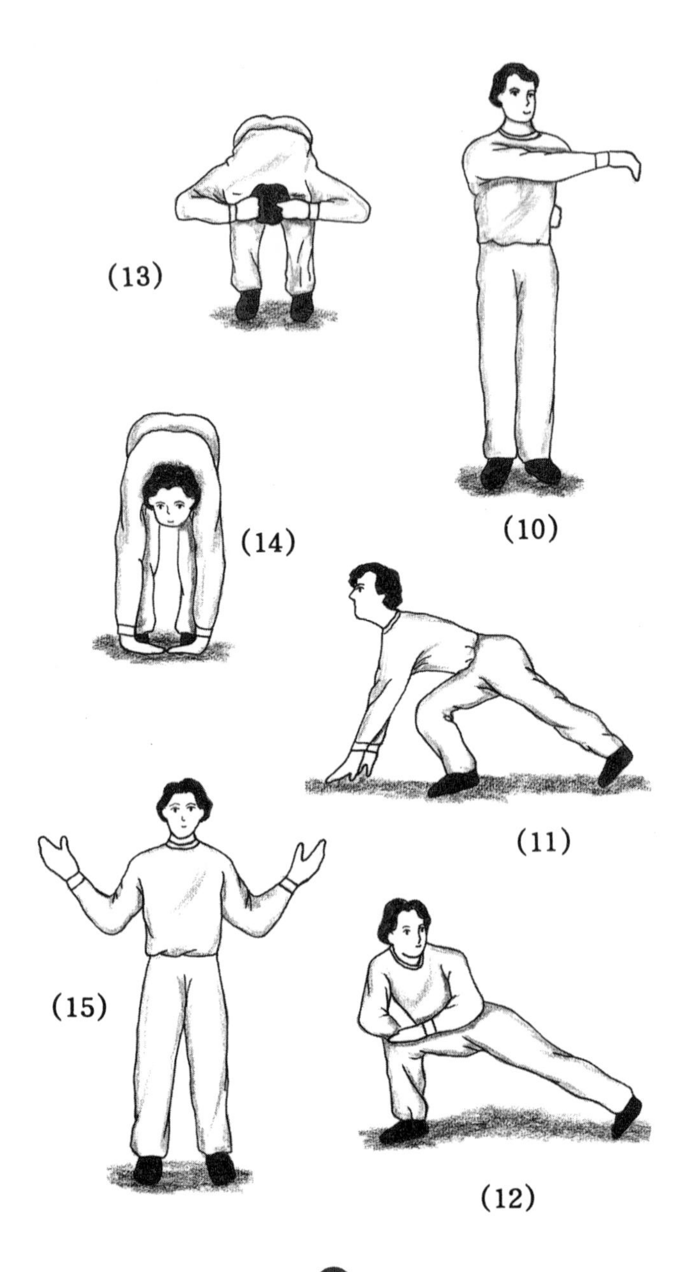
(13)
(10)
(14)
(11)
(15)
(12)

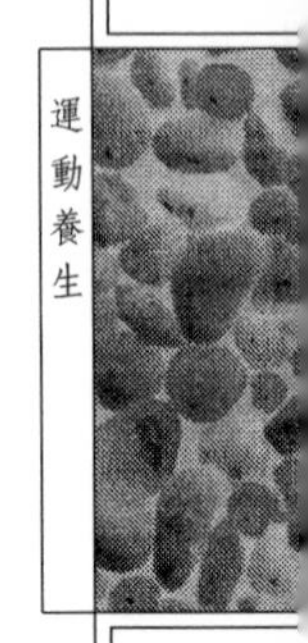

祛病強身八段錦

◇八段錦，是以八節動作組合而成的保健操

八段錦，是中國民間廣泛流傳的具有保健作用的動功功法，它只有八節動作組成，簡便易學，動作舒展，一舉一動都好像是在進行優美的造型，而且每節都和人體內臟相關聯，加上健身效果明顯，因此歷來深受人們喜愛，被比作美麗鮮豔的絲織品，即錦。據有關資料記載，八段錦鍛練在宋代就已相當普及，文臣武將，布衣百姓，都有操習演練。

◇八段錦，有南北之分，文武之稱

八百多年來，八段錦以其優美似錦的動作，祛病強身的功效深受人們喜愛。一般認為，八段錦在北宋末年已開始流傳，其後衍生出多家的流派，

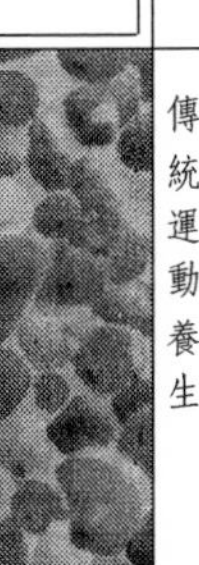

如春蘭秋菊，各有千秋。概而言之，八段錦分為南北兩派，北派托名岳飛所傳，動作繁而難練，以剛為主，姿勢多用馬步式，又稱武八段；南派附會梁世昌所傳，動作難度不大，以柔為主，姿勢一般多用站式，又稱文八段。

◇八段錦，集「意、氣、動」於一身

八段錦，動作精簡，易學易練，但要求動作正確，不能耍花架子，練習時，身體的伸展仰俯、肢體的屈伸運動必須到位，可有選擇的單練某一式或某幾式，逐漸全面練習，以達全面的健身作用。

當然八段錦不只是簡單的肢體活動，而是包括「意念」和有節奏的呼吸在內的一種全身心的健身運動。簡言之，八段錦的意念活動就是在做動作時要集中思想，排除雜念，不受外界干擾，將注意力放在丹田部位使自己處於一種「虛無」的狀態。呼吸要儘量做到輕輕悠悠，似春風吹拂，如鵝羽輕飄。

吸氣時，氣沉丹田；呼氣時，濁氣皆出。一般伸展或用力動作時吸氣，屈曲或放鬆時呼氣。這樣配合動作，一呼一吸，就會在練功時自然形成腹式呼吸。另外，呼吸時最好用鼻，也可口鼻並用，切不可張口喘粗氣，這是鍛練過量的表現。

◇八段錦，貴在強度適中

練習八段錦，強度宜由少到多，開始時次數少些，隨鍛練時間的延長，逐漸增加每節動作重複的次數。一般每節動作可以做4～20次，每天可練整套動作1～2次，練到微微出汗為度。

運動量的掌握應視體質情況而定。體質弱者，動作應舒緩，均勻沉穩，含蓄在內，待鍛練一段時間，體力增長後，可採取強度較大的運動量。

◇八段錦有祛病健身之功

八段錦各個動作可有益於某一臟腑，或防治某一臟腑、經絡的疾病。

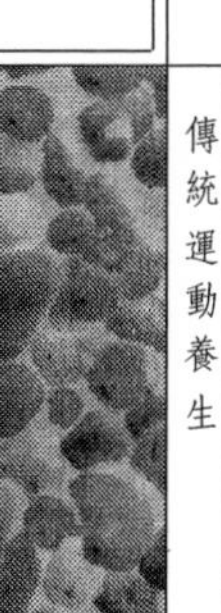

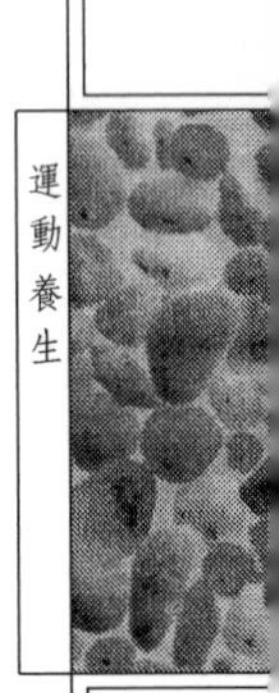

例如「雙手托天」可以理三焦⑪，「單舉手」可以調理脾胃，「兩手攀足」可以固腎腰，「搖頭擺臀」可以去心火等等，體現了八段錦的體育與醫學相合，具有養生治病的作用。

中醫認為人是一個有機的整體，肌肉、關節與內臟間，內臟與內臟之間，存在著十分密切的聯繫。雖然，八段錦各個動作的特點決定了它對相關的內臟或經絡有較多的作用，具有針對性。

但是這種作用應是綜合性、全身性的，並非頭痛醫頭，腳痛醫腳。實際上只有把八段錦各節動作綜合起來，才能起到潤脾胃、理三焦、去心火、固腎腰等作用，使諸病消除，達到全面健身的作用。

◆八段錦具有多系統保健作用

八段錦鍛練具有靈活頸肩腰膝等關節，加強臂力和下肢肌力，發達胸部肌肉群，有助於防治脊柱後突和圓背等不良姿勢的優點；在鍛練中由於自然形成腹式呼吸，加上四肢、軀幹的伸展和收縮運動，使胸腔內壓力不斷變化，橫膈上下運動幅度加大，腹肌收縮有力，擴大肺活量，促進了肺臟的呼吸和氣體的交換，有助於對慢性支氣管炎、肺氣腫、肺心病等肺臟疾病的防治。

由於八段錦鍛練時「意守丹田」，促進了腹腔的血液循環，增進了胃腸蠕動，提高消化系統功能，可治療胃腸功能紊亂、腹瀉、便秘等疾病；同時使頭部和胸部虛靈而身體重心下降，使人體「上虛而下實」。

這樣既可以克服中老年人因生理功能衰退而發生的頭重腳輕等「上盛下虛」的病理表現，同時由於下盤牢固，兩足沉穩，做起動作來又能輕靈穩健。

另外八段錦對內臟具有明顯的自我按摩作用和調理作用，能提高人體抗病能力，並可消除疲勞，恢復精力，並可用於配合治療內臟下垂疾患。經常鍛練可增強體質，益壽延年。

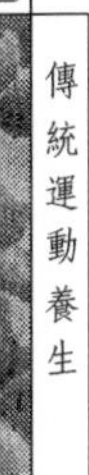

◇文八段錦的動作說明和技術要求

*八段錦的動作名稱

兩手托天理三焦　　左右開弓似射雕

調理脾胃單舉手　　五勞七傷往後瞧

搖頭擺尾去心火　　兩手攀足固腎腰

攢拳怒目增氣力　　背後七顛百病消

*八段錦的套路介紹

1.雙手托天理三焦

預備式：直立，雙足分開如肩寬，雙手自然下垂，兩目平視前方。（圖1）

動　作：雙臂彎曲，掌心向上，抬至胸前，然後雙手手指交叉，翻掌向上托，同時抬頭，眼看手背，腳跟略離地，片刻後還原成直立狀（圖2）。

要　點：雙手上托時吸氣，下放時呼氣，足跟上提站立時，呼吸可稍停，可反覆多次。

功　效：本節可舒展筋骨，暢達經脈，胸腹腔得以運動，有利於三焦氣機的運轉，對於肺部呼吸和胸腹腔血液循環有促進作用，可治胸悶、心煩、腹脹、食少。

2.左右開弓似射雕

預備式：雙腿分開下蹲成騎馬狀，兩手半握拳，平放胸前。

動　作：左手向左外方伸直，拳眼向上，食拇二指翹起，雙目直視食指，右手半握拳，由左胸側如拉弓狀慢慢拉至右胸前。然後還原成預備姿勢，左右換轉（圖3）。

要　點：伸手時呼氣，拉弓時吸氣。

功　效：寬胸理氣，對慢性肺疾與肩關節病有一定作用，並可增加四肢肌肉力量。

3.調理脾胃單舉手

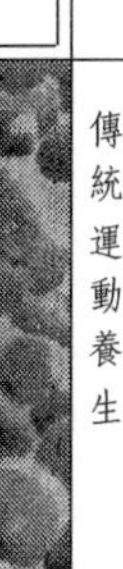

預備式：同第1。

動　作：雙臂胸前平曲，掌心向上，指尖相對，左手翻掌，掌心向上托，同時右手翻掌，掌心向下壓。然後還原成預備姿勢，左右轉換（圖4）。

要　點：上托下按時呼氣，還原時吸氣。

功　效：活動肝膽脾胃，促進消化機能，減輕肩背疼痛。

4. 五勞七傷往後瞧

預備式：直立式同第1，兩手相疊，放於丹田部位。

動　作：頭慢慢向左轉，眼向後看，還原成預備姿勢，左右轉換（圖5）。

要　點：頭轉動時呼氣，還原時吸氣，重覆動作數次。

功　效：本節以活動頭頸、眼睛為主，可消除疲勞，醒神明目，防治頸椎病。

5. 搖頭擺尾去心火

預備式：兩腿開立，蹲成馬步，雙手扶膝上，虎口對著腰胯部，上體正直。

動　作：曲左臂，上身向左彎，臀向右擺，然後向反方向擺動（圖6）。

要　點：曲臂彎腰時呼氣，還原時吸氣。反覆數次。

功　效：活動肢體關節、五臟六腑，增強各器官系統的功能，具有清熱袪火的作用。

6.兩手攀足固腎腰

預備式：直立同第1。

動　作：上體緩緩前曲，膝部挺直，兩臂下垂，雙手能摸腳尖，頭略抬起。然後上體直立，雙手撐腰，緩緩後仰（圖7）。

要　點：體前曲時，膝不要彎，後仰時要達到最大限度。曲體時呼氣，後仰時吸氣。動作宜慢，反覆數次。

功　效：固腎養精，強壯腰膝。

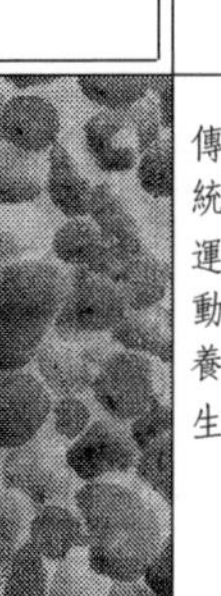

7.攢拳怒目增氣力

預備式：兩腿開立，曲膝蹲成馬步，雙手抱拳，提至腰兩側。

動　作：左手向左前方擊出，拳心向下，用力緊握，瞪大兩眼，向出拳方向虎視。左拳收回後換右拳，動作相同（圖8）。

要　領：出拳要用力。出拳時呼氣，瞪眼怒目，復原時吸氣，全身放鬆。可反覆做多次。

功　效：使神、氣、形協調一致，促進氣血運行，活動筋肉關節，增強手臂力量，防治肢體痲痹。

8.背後七顛百疾消

預備式：直立兩腳併攏，手臂自然下垂。

動　作：兩足跟慢慢離地，趾頭著力，兩膝挺直，頭向上頂，稍待片刻，足跟迅速落地，全身放鬆（圖9）。

要　領：提足跟時吸氣，落下時呼氣，足跟落地要迅速，使身體有明顯的震動（「顛」）感連續7次。

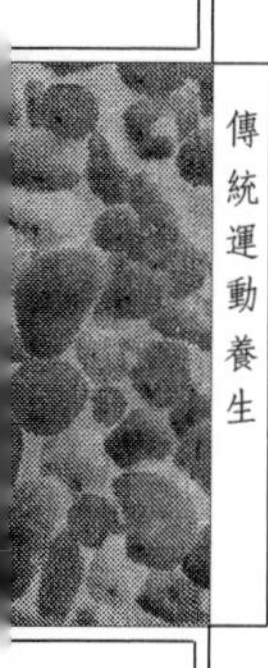

功　效：通過震動全身，以暢達經脈，通行氣血，清頭醒腦，對慢性疾病的康復有一定的效果。

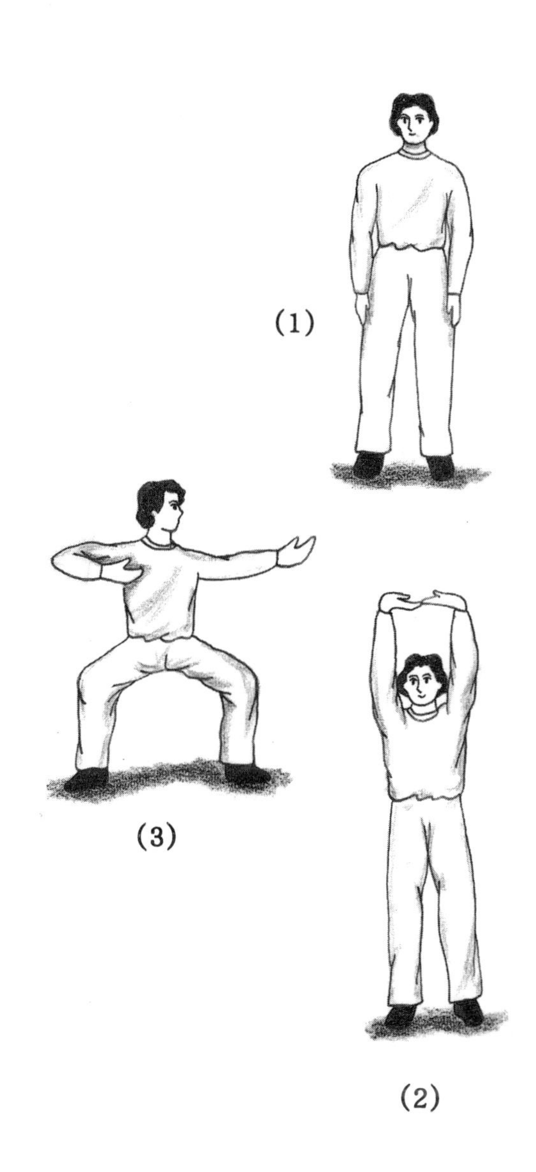

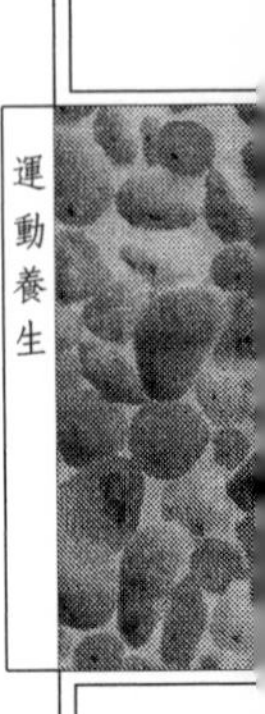

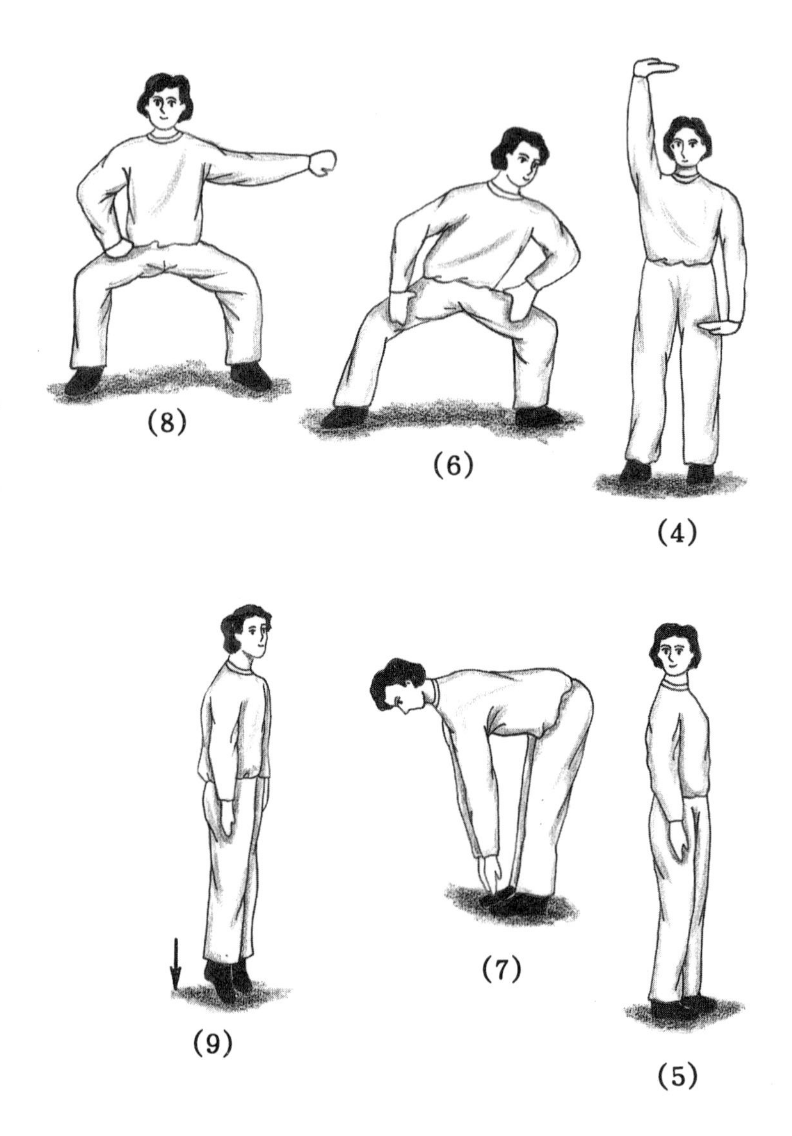

(4) (6) (8)

(5) (7) (9)

自我按摩健身心

◆自我按摩，是中醫傳統祛病強身的方法之一，歷史悠久

自我按摩法，是我國古代流傳的一種衛生保健法。從祖國醫學文獻中，常能看到它的片斷記載。如清代潘蔚寫的《內功圖說》，裡面介紹的身功、首功、面功、耳功、目功、口功、手足功等，以及最後介紹的八種方式的祛病健身法等，也都是自我按摩法。

◆自我按摩，能收暢通氣血，扶正復元之效

中醫學認為，自我按摩是患者或養生者在自身一定部位或穴位上，運用按、摩、推、拿、揉、捏、點、擦、理、叩與常用手法，進行按摩，以強身防病、延年益壽的一種傳統健身方法。按摩之所以能促進身心疾病的

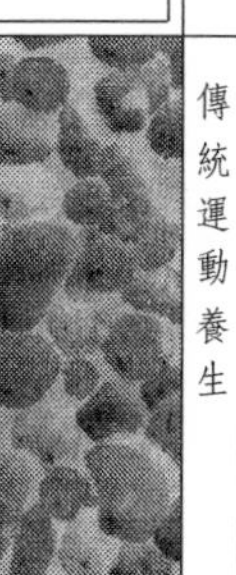

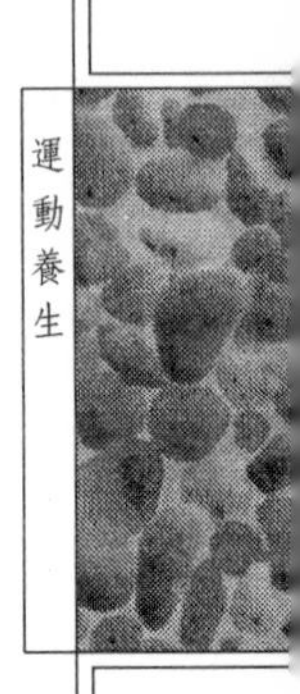

康復，主要是因為它有暢通氣血、扶正復元的作用。

臨床實踐證明，按摩人體的局部或穴位，能通經絡、行氣血，因而具有行滯、消瘀、散腫、止痛的作用，還能通過暢達氣血來改善患部的營養，防止肌肉萎縮並促進損傷的修復。按摩又能調補氣血、振奮精神、扶正固本，對慢性虛損病人確有增強體質、消除疲勞、恢復元氣、怡暢情志、聰耳明目之功。由於按摩既能通郁，又能補虛，既能復形，又能康神，故外可用於經脈、筋肉、骨骼、關節之損傷以及痹痛、痲木、痿癱諸證；內可用於臟腑陰陽氣血失調引起的多種病證，如腹脹、腹痛、泄瀉、便秘、眩暈、失眠等。

◇現代科學證實，自我按摩具有多系統作用

根據現代的理論，按摩是直接作用於皮膚、神經、血管、淋巴、肌肉、肌腱、關節等處，有節律地活動的一種方法。通過自我按摩，可以刺激末梢神經，促進血液、淋巴循環和組織間的代謝過程，來幫助並維持器官與

器官之間的相互聯繫，最後使整體機能逐步得到改善。

按摩首先接觸皮膚。在自我按摩時，由於輕重快慢不同的力量的刺激下，皮膚裡裡外外有數不清的毛細血管開放了，皮膚組織間的廢物排除了。

按摩對於肌肉，不但能增加血流，提高營養物質的吸收，並可以排除疲勞、加強肌肉纖維的活動能力。由於營養的提高，可以增強肌肉的張力和彈性。按摩對於運動器官，如骨關節和肌腱等，也能起很大的作用，首先是促進了關節囊的滑液活躍，這就有可能消除滑液的停塞瘀積和關節囊腫脹的情況。如果關節素常怕冷，自我按摩後也可使關節局部的溫度，相對地上升來消除寒冷的感覺，並很自然地使關節和肌腱周圍的血液和淋巴循環有所改善。

按摩對於神經系統的作用也較顯著。從按摩一開始，首先作用於皮膚末稍神經、淺層神經，以至影響到深層和臟器。當被按摩部分的周圍感受器官都得到按摩手法的刺激時，皮膚、肌肉、肌腱等部分，都發生傳入沖動。這些沖動，都能使神經興奮傳入一定的方向。從而可以治療像神經官

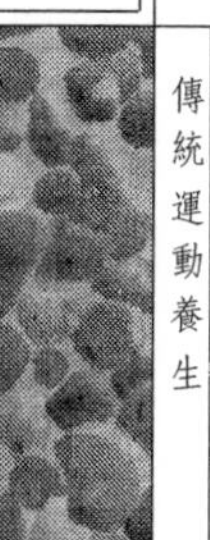

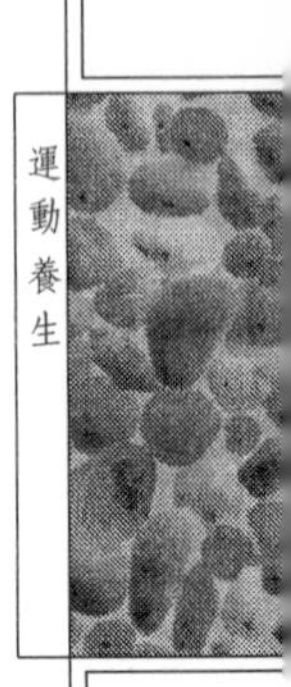

能症和單純神經痛症這樣的神經系統疾病。

合理而輕鬆的自我按摩，除了有溫暖舒適的感覺外，還會給全身帶來一種輕鬆、愉快、舒適與靈活感。因此，可以說自我按摩不僅可以防病祛病，同時也有益於養生者走向長壽之路。

◇自我按摩，手法多樣，功效各異

＊按 即以手指或手掌在選定的經脈、穴位上施行按壓。可配合呼吸使按壓力量有所增減，亦可屏氣按而留之（圖1、圖2）。

按法能潤氣活血，宣閉開塞，可用於腰背痹⑫痛、胸悶腹脹、頭痛、牙痛，以及閃挫扭傷等。若循經脈間斷按壓，還可疏通經絡，治諸癱、諸痿。

＊摩法 即以手指或手掌不同的部位，於選定部位上做靈活輕巧的環滑摩旋（圖3）。

摩法有疏風散寒、調和營衛、舒筋活血、通痹止痛的作用，可用於頭痛、失眠、腹痛、泄瀉、跌打瘀腫、肢體麻木以及痹痛、癱瘓諸證。

＊推法　即以手指、掌、拳與不同手勢，著力於患者一定的部位或穴位，做直線前推（圖4）。

推法能清理頭目、開胸利膈、消食導滯⑬，還能溫經通絡、活血化瘀⑭、解痙⑮止痛。既可用於頭痛、眩暈、胸悶、腹脹、噯氣、呃遂，又可用於風濕痹痛、筋肉拘攣、損傷瘀腫。

＊拿法　用拇指和食中兩指，或用拇指和其餘四指作對稱的用力，抓住一定的穴位或部位，進行一緊一鬆的捏拿，即為拿法（圖5）。

拿法刺激較強，具有祛風⑯散寒，開竅止痛、疏經通絡與作用，常用於頸項、四肢和肩部。使用拿法時，腕部要放鬆靈活，用指面著力；動作要緩和連貫，用力要由輕到重，再由重到輕。

＊揉法　用手掌大魚際、掌根部、手指羅紋面或指端，置於一定部位或穴位上，作輕揉緩和的回旋揉動，帶動該處的皮下組織，即為揉法（圖6）。

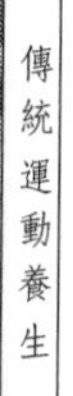

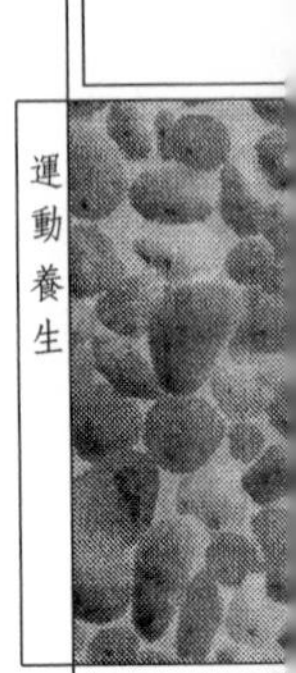

用拇指、中指或食指、中指、無名指的指面或指端，輕按在一定的穴位或部位上，作輕柔的小幅度環旋動，即為指揉法；用手掌大魚際置於一定的穴位或部位上，作輕柔的環旋揉動，即為魚際揉法，用掌根部著力，手腕放鬆，以腕關節連同前臂作小幅度的回旋活動，即為掌揉法。

使用揉法時，手腕要放鬆，以肘為支點，前臂作主動擺動，帶動腕部和掌指作輕柔緩和的擺動，使用的壓力要輕柔，動作要協調而有節律，頻率約為每分鐘120～160次，總之，揉法輕柔緩活，刺激量小，適用於全身各部。揉法具有醒腦理氣、消積導滯、活血化瘀、消腫止痛等作用，常與按法配合使用。

＊捏法　即以手指擠捏皮膚、肌肉、筋膜。具體操作時，要求腕、指輕巧敏捷，連續移動，力量貫注於指端，柔和滲透（圖7）。

捏法能祛風散寒、通經活絡、舒筋利節，可用於頭、頸、腰、背和四肢痹痛、活動不利，以及跌打損傷、傷筋錯節等病證。

＊點法　即以拇、食指腹按住中指，扶持中指挺立，用中指端於所取部

位或穴位上用力點之（圖8）。具體操作時要求運氣手指，點穴準確，著力得當。

點法具有舒筋活血、散寒祛濕、通經止痛等效，可治半身不遂、痲木不仁、癱瘓以及肌肉萎縮、關節不利、風寒濕痹等。

＊擦法 用手掌面、大魚際或小魚際部分，著力於一定部位，稍用力下壓並作上下或左右直線往返摩擦，使之產生一定的熱量，即為擦法（圖9）。

擦法具有溫經散寒、祛風活血、消瘀止痛及溫腎壯陽等作用，適用於胸腹腰部及四肢。使用擦法時，無論是上下方向還是左右方向，都應直線往返，不要歪斜；著力部分要緊貼皮膚；用力要穩，動作要連續而均勻，一般頻率為每分鐘100～120次。

＊理法 即以手指將患者肢體或指、趾挾持捋理之。理指（或趾）是用手食、中指挾持患者手指（或足趾）從根部向指尖捋趾；理肢體則一手握住患者手部，一手沿經絡循行路線捋理之（圖10）。

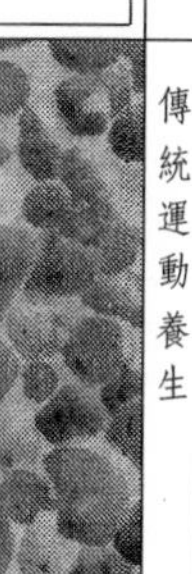

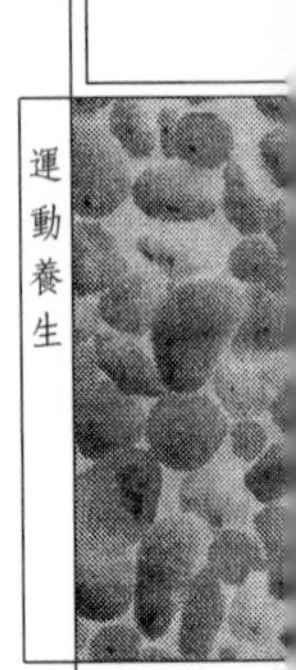

具體操作時要求手指屈曲呈弧形，靈活流利，用力對稱均勻，速度宜快。

理法具有通經活絡、降氣平逆之功，可用於治療頭目昏眩、虛火⑰上升、充血性頭痛以及肢體痲痹疼痛、腳足無力等病證。

＊叩法 即以指峰，或與大小魚際、掌根配合，於施術部位進行有節律地敲打（圖11）。具體操作時要求精神放鬆，手腕靈巧，動作輕快，富有彈性。

叩法具有聰耳明目、安神定志、寬胸豁痰、通痹利節之功，可用於治療頭痛、目眩、失眠、胸腹滿悶、呃逆、痰喘以及風寒濕痹、關節疼痛、活動不利等病證。

＊捻法 用拇指、食指羅紋面捏住一定部位，作對稱地用力捻動，即為捻法。

捻法具有滑利關節、消腫止痛等作用，常用於指（趾）關節。使用捻法時，捻動要靈活快速，用勁均勻而柔和。

＊㨰法 用手背靠近小指側部分或小指、無名指、中指的掌指關節部份，附著於一定部位上，通過腕關節屈伸外旋的連續活動，使產生的力持續地作用於治療部位上，即為㨰法（圖12、13、14）。

㨰法的接觸面積較大，壓力也較大，具有舒筋活血、滑利關節、緩急止痛、消除疲勞等作用，適用於肩背、腰臀及四肢部。

使用㨰法時，肩臂不要過分緊張，肘關節要微屈成120度角，手腕放鬆，用小魚際掌背側至中指本節部著力，腕部作屈伸外旋的連續往返活動，使手背作滾動時小魚際部分要緊貼體表，不可跳動或使手背拖來拖去地摩擦，運用手的壓力要均勻，動作要協調而有節律，一般頻率大約為每分鐘120～160次左右。手背擺動幅度控制在120度左右。

＊搓法 用雙手的掌面或掌側挾住一定部位，相對用力作快速搓揉，並同時作上下往返移動，即為搓法（圖15）。

搓法具有調和氣血、疏通經絡、放鬆肌肉等作用，適用於四肢及脅肋部。使用搓法時，兩手用力要對稱，搓動要快，移動要慢。

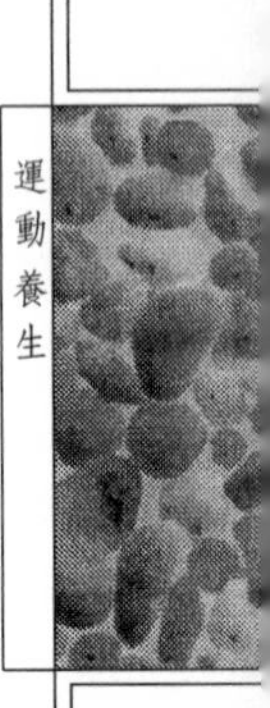

＊拍法

用指或掌輕輕拍打身體，即為拍法。

拍法具有舒筋通絡、行氣活血的作用，可用於胸背、腰臀部。使用拍法時，手指要自然併攏，掌指關節微屈，平穩而有節奏地拍打身體的某一部位。

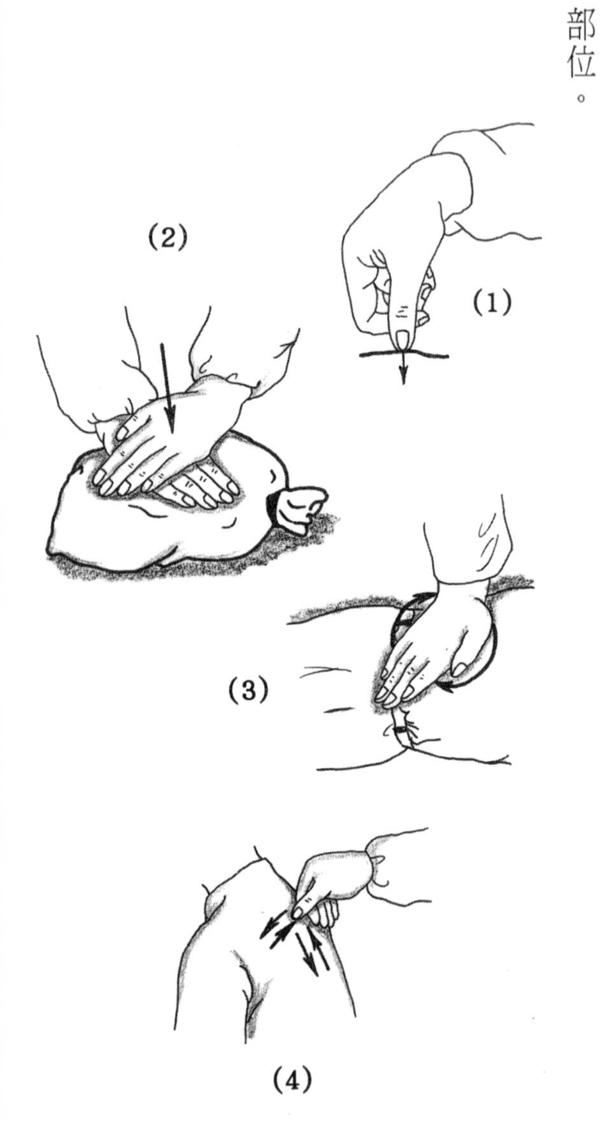

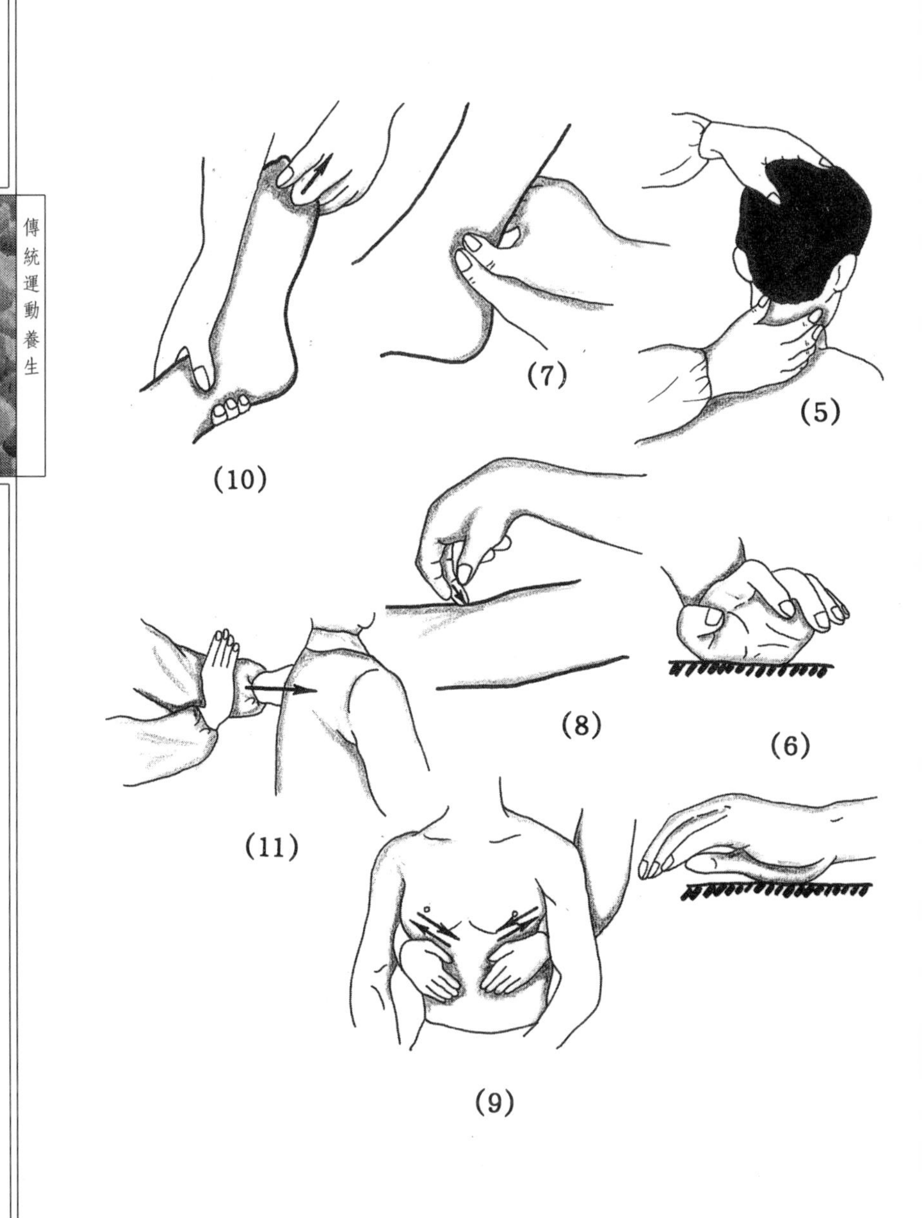
(10)
(7)
(5)
(8)
(6)
(11)
(9)

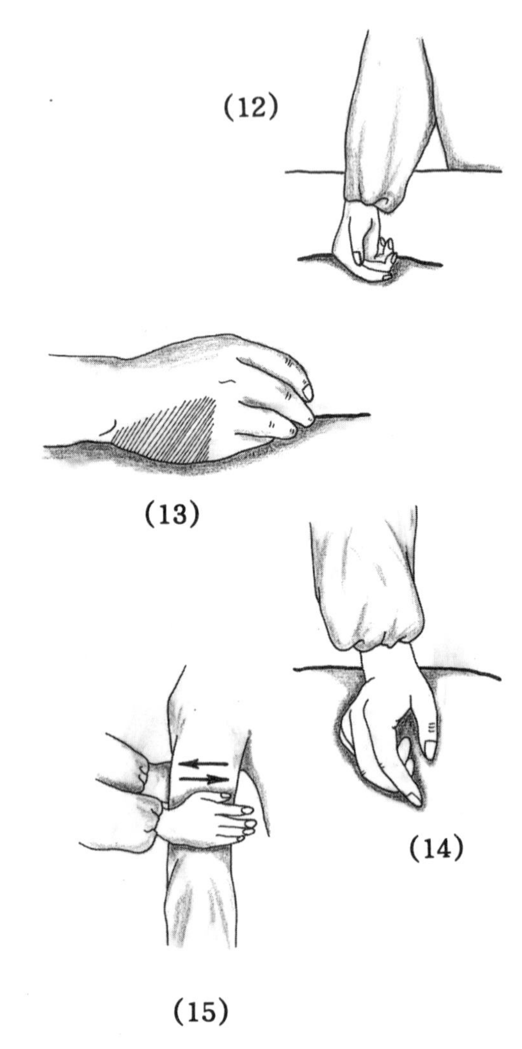
(12)
(13)
(14)
(15)

◇自我按摩，種類不一，用法有別

自我按摩，分局部按摩和全身按摩兩種。前者是小面積按摩，主要用於局部治療方面；後者是大面積按摩，也就是在全身重要關節等處進行一種全身的按摩，既可用於治療，也可用於預防保健方面。

局部自我按摩，用法比較簡單，常使用單手按摩，手法方面著重使用擦摩、揉捏、點掐等法。譬如腿痠麻而痛，就在痠麻而痛的地方進行點掐法。

全身自我按摩用法，是在自己身體上進行系統而全面活動的全身按摩方法。在動作的順序上，一般是由下而上。也就是說，從足趾按摩到頭部。在手法的使用上，主要是用輕微快速搓摩法、揉摩法和指尖點掐法。

◆自我按摩，須明宜忌

自我按摩時，要求手法達到「均勻、有力、持久、柔和」的完善狀態，同時手法要剛柔相濟，輕而不浮，重而不滯，避免時輕時重，虛飄無為。每次按摩的時間要根據體質、年齡及施術部位而定，一般半小時左右，但全身的養生按摩則不應少於1小時。按摩強度宜先輕後重，先慢後快而循序漸進。另外，自我按摩，必須熟經絡穴位，穴位選取宜少而精；操作時

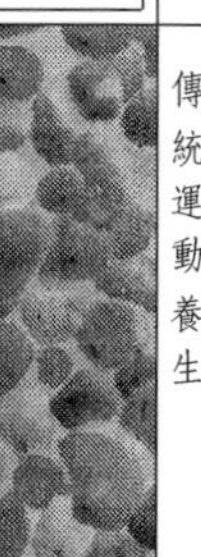

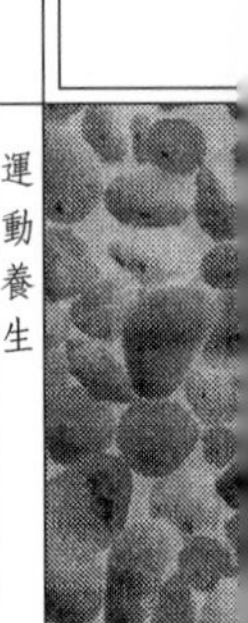

最好配合氣功鍛鍊；每次按摩前須排除二便，寬衣解帶，並注意避風；另外，自我按摩，必保持周身舒展，肌膚通透，以利於氣血的運行；為了增加效果並保護皮膚，可在按摩時應用一定的藥物作潤滑劑，如滑石粉、按摩乳、香油等均可選用。

◆自我按摩，益腦振神

按摩時，兩掌相疊，掌心朝裡，按壓在頭部前額處，先順時針方向旋轉9～18次，再逆時針方向旋轉9～18次。然後，向上後移至頭頂（百會穴）和後腦（腦戶穴），按同樣方法和次數分別進行操作。最後，將兩手分開，掌根分別按壓在顳部（太陽穴）處，按上述方法和次數進行操作。該法適用於頭痛頭昏、神經衰弱、腦力疲勞、中氣下陷等症。

◆自我按摩，聰耳明目

按摩時用大拇指或食指、中指指腹分別按揉眼眶周圍的主要穴位：睛明、四白、攢竹、瞳子、太陽、風池穴，各9～18次。然後，輕閉雙目，兩眼球先順時針運轉9～18次，再逆時針運轉9～18次。或兩眼向前凝神望遠半分鐘左右。或兩掌心相搓至熱，掩在兩目上，熨目1～3分鐘。該法可以恢復眼睛疲勞，增進視力，明目開腎，預防眼疾。適用於近視眼、晶體狀混濁、青光眼等症。

按摩時首先使用中指指腹上下摩擦耳門穴9～18次。然後，以拇指指腹和食指側面捏住耳輪上部，從上到下摩運，當手摩運到耳垂時，稍用力朝下拉，共9～18次。再用兩手掌心分別按著兩耳孔。指端朝後，中指放於後腦部，食指從中指上滑下彈去後腦部9～18次，作「鳴天鼓」狀，使耳中聽到「咚咚咚」的去鼓聲。該法具有聰耳守神，益智開竅之效。可防治耳鳴、耳聾、頭昏、頭痛等症。

◆自我按摩，強腰益腎

按摩時用兩手掌或掌背抵腰兩側，以腎俞穴為中心，上至胸脅下，下

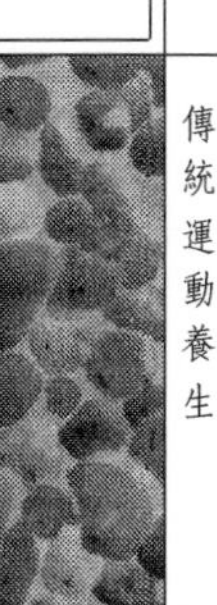

到腎部，往返擦搓，至發熱或微汗為佳（圖16）。或以拳背或掌根沿胸椎、脊椎往返交錯叩擊或拍打數下，以出現酸麻脹感為度。也可自然端正，做前俯、後仰，左、右側屈，順時針或逆時針方向練腰運動。要求腿、臀固定不動，可配合呼吸節律練習，幅度要大，速度要緩。總之，這些按摩方法具有強腰健腎、固本培元、祛風除濕之功，對腰痛腿軟、腰部扭傷、腰肌勞損萎縮、坐骨神經痛、骨質增生、椎間盤突出症有一定治療效果。

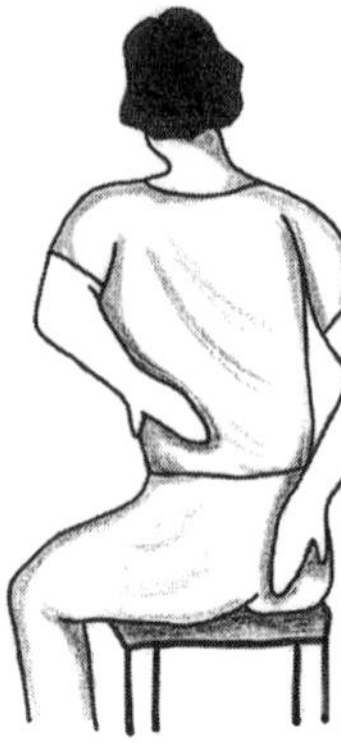

(16)

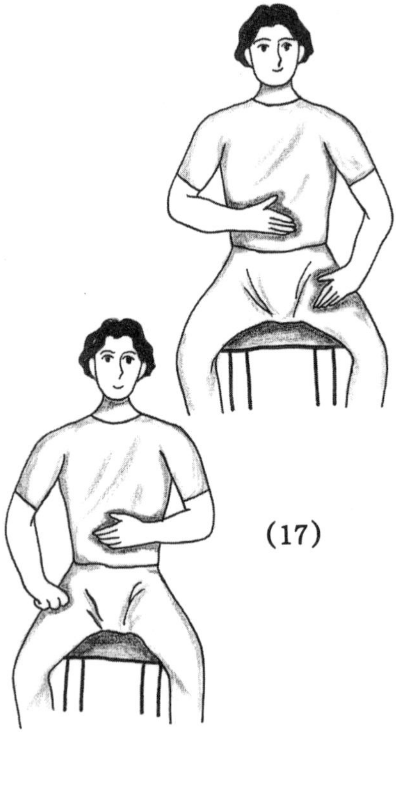

(17)

◇自我按摩，健脾助運

按摩時，左手叉腰或放在左大腿根（仰臥做時手的位置不限），右手從心口窩左下方揉起，繞過臍下小腹向右擦揉，回到原處為一次，共揉三十幾次；然後右手叉腰或放在右大腿根，左手再揉擦三十幾次，揉法同上，只方向相反（圖17）。

揉腹用力要輕。由於婦女的生理特點，女性做法與男性不同。手掌搓熱，左手叉腰（拇指在前，四指在後），右手掌心由心口窩處，向左下方旋轉，旋轉一周為一次，可揉轉幾10次。然後右手叉腰，左手掌心自肚臍處，向右下方旋轉，經過小腹（腰骨邊緣）回到原處為一次，也揉轉幾十次。左右手揉轉的部位不同：右手揉轉於肚臍上方和心口窩下方之間，方向是向左下方開始轉起，而左手則揉轉於肚臍下方和小腹一帶，方向是向右下方開始轉起。該法如能長期堅持，可收健脾助運，和胃寬腸，理氣止瀉之效。不僅能增強腸胃消化功能，而且有助於醫治各種腸胃病。

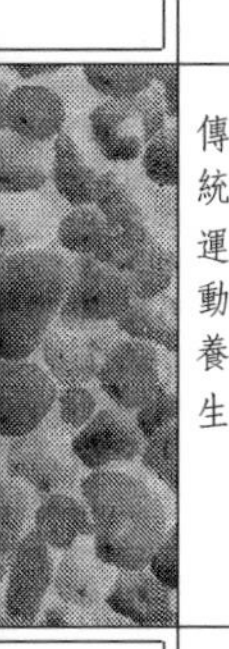

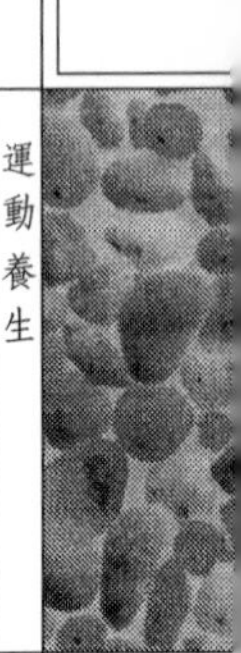

其作用是因為擦胸和揉腹時，內臟和膈肌受到外界壓力，遂起伏升降，引起腸胃蠕動加大，各器官系統活動加強，新陳代謝功能旺盛，使臟腑機能增強，從而能逐漸消除病灶，自然能達到痊癒的目的，如是脘腹脹滿，食積不化，便秘腹痛與實證，要按順時針方向按摩；而對脾虛⑱泄瀉，中氣下陷等虛證，則要按逆時針方向按摩。

◇俗話說：「若要安，三里常不開」

用大指點按足三里（外膝眼下3寸處）數10下；或用艾灸足三里，每日1次。有強身延壽作用。

◇自我拍打，內外合三台

拍打雖然是一種著重外練的功法，但不失其內在功能。它能疏通經脈、調和氣血，振奮內臟功能，舒泰肌肉，靈活失節，平衡陰陽。

＊拍頭部　兩腳分開同肩寬。兩手掌拍擊頭部，先拍前後，兩手均從頭

頂百會穴開始，一手向前拍至前額，另一手向右拍至大椎穴，拍3～5遍（圖18）。然後再從頭頂百會起向頭部兩側拍至兩顳部，拍3～5遍（圖19）。可以提神醒腦，祛風止痛之效，適於治療頭昏、頭痛、失眠、健忘、高血壓等症。

＊拍上肢　站勢同上。用一手拍打另一手臂，從肩井穴處起，沿手臂內側向下拍至手腕部（圖20）。被拍打之臂內旋，再從手腕部起，沿手臂外側向上拍至肩背部（圖21）。一上一下為一遍，3～5遍。兩臂交換進行。可收舒筋活血，通絡除痹，解肌止痛之效。適於治療肩周類、肩臂肌肉疼痛、活動不利等症。

＊拍胸腹　兩手掌同時由上向下從胸部線拍至腹肌溝部，共3～5遍。（如圖22）可以強心、疏肝、健脾之效。

＊拍任督脈　站勢同上。以腰為軸，左右擰轉，以此來帶動兩臂前後掄擺，手掌拍打胸腹正中，手背拍打背部正中，由小腹部和尾骨部逐漸向上拍至胸背部，共拍3～5個來回（圖23正、圖24反）。如此可以通調任督

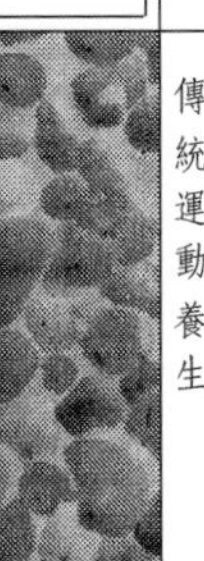

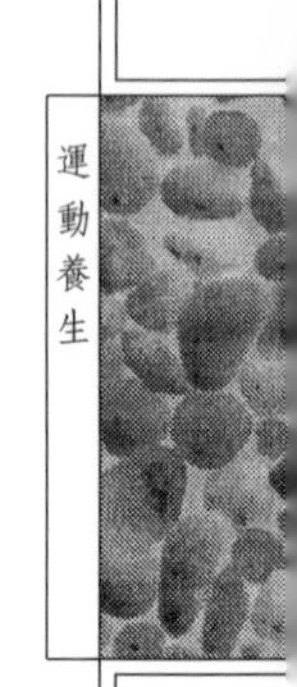

兩脈，平衡陰陽，強筋健骨，增強內藏功能。

＊拍下肢　兩手掌同時沿大腿內外側，從大腿根部向下拍至腳踝部，共3～5遍。（如圖25）。可收疏通經絡，強筋健骨之效。

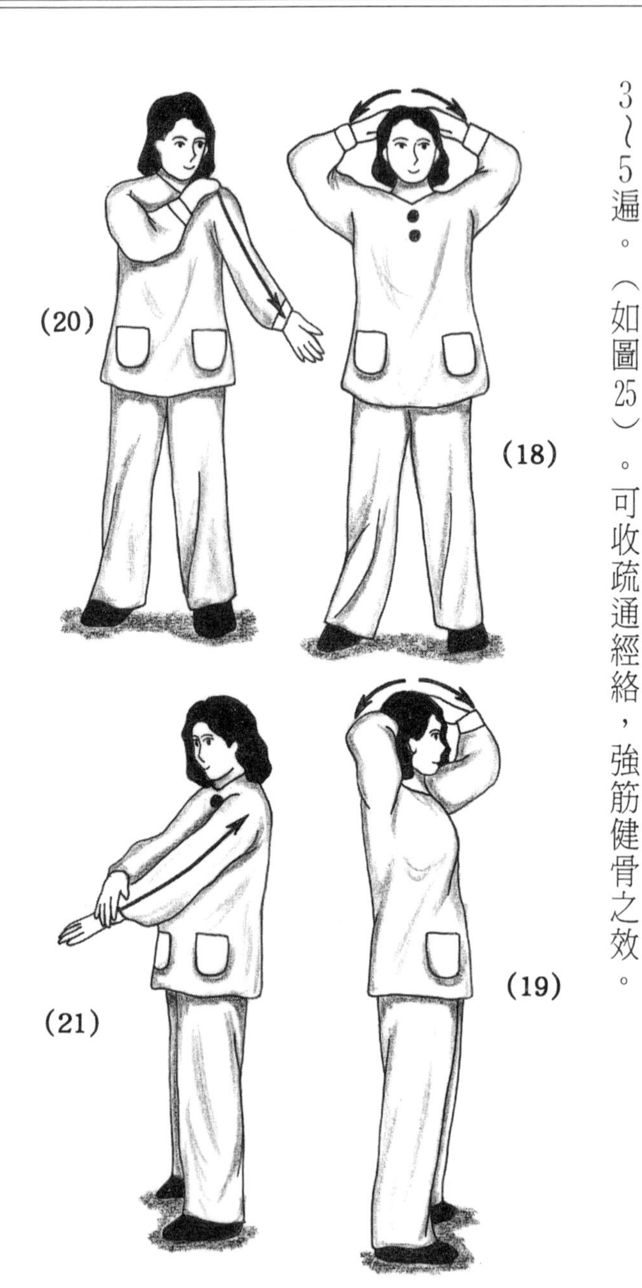

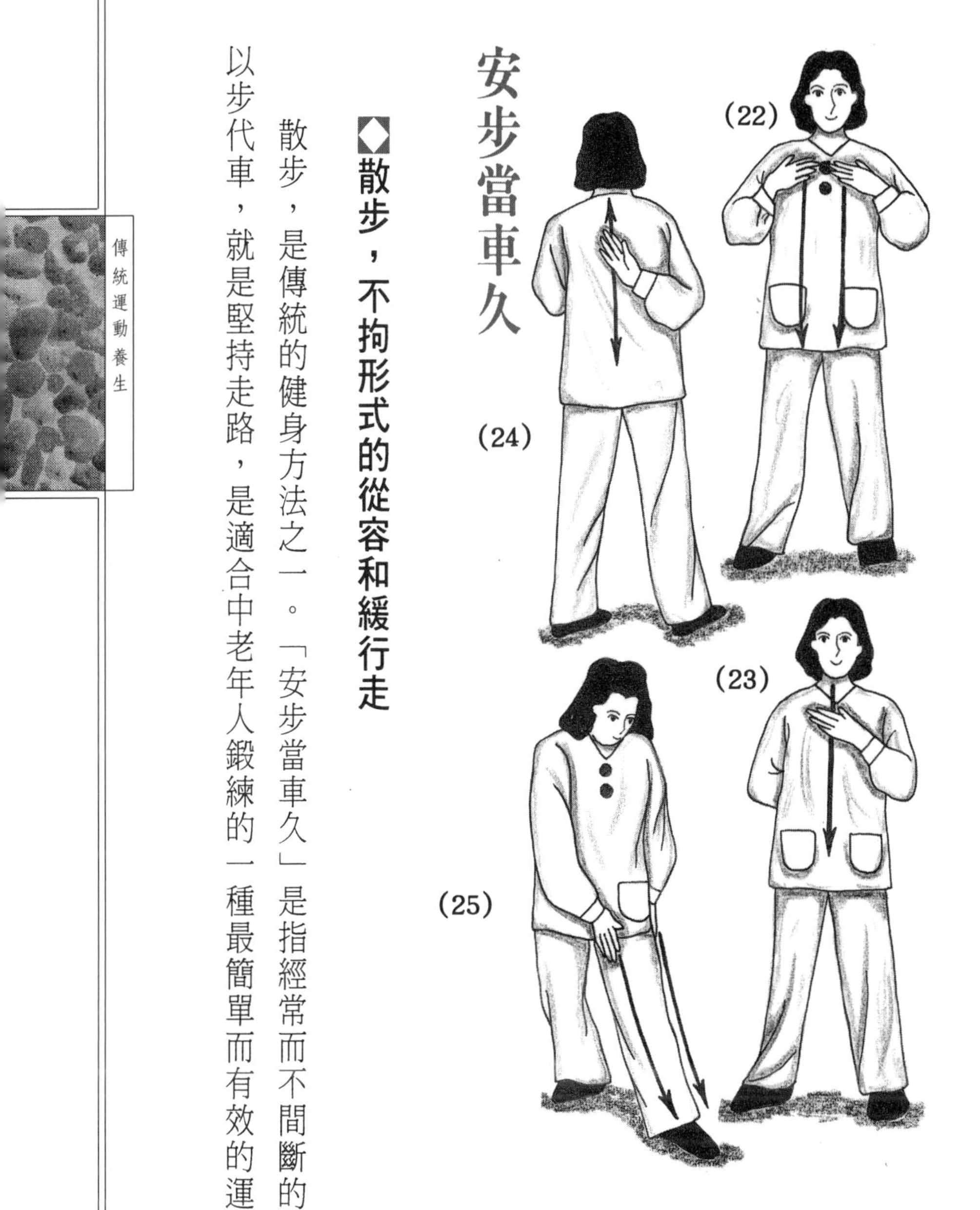

安步當車久

◇散步，不拘形式的從容和緩行走

散步，是傳統的健身方法之一。「安步當車久」是指經常而不間斷的以步代車，就是堅持走路，是適合中老年人鍛練的一種最簡單而有效的運動方式。

◆散步，古人保健延壽的良友

中醫學認為，散步可使全身筋骨關節得到適度的運動，而且輕鬆自如的情緒，可以和暢情志、補益五臟。中國民間即有「飯後百步走，活到九十九，每天蹓個早，保健又防老」的保健格言，這充分說明散步對益壽延年有著重要意義。

古往今來，曾有多少偉人、學者以走路作為保健延壽的良友。古人走路多是遊歷名山大川，既鍛練體魄，又陶冶性情，還可賞玩大自然風光。大詩人李白、大文豪蘇軾都喜愛這種運動形式。

◆散步，內臟的間接按摩器

散步時由於下肢肌肉群的收縮，不停的向前移動身體，給心臟增加了額外的負擔，必然使心肌加強收縮，心臟輸出的血量增加，血流加快，以適應運動的需要，這對心臟是一種鍛練，起到了間接按摩的作用，可以防止中老年人的心力減弱。

有人用心電圖對兩組中年人進行檢查，一組坐車上班，另一組步行上班（20分鐘以上），發現步行組心電圖「缺血性異常」的發生率比坐車組少三分之一。所以有人說散步是「強心的法寶」，對預防冠心病有較好的作用。

散步還能改善呼吸器官的功能。因為活動著的肌肉需要大量氧氣，呼吸就變得更深。走路時，即使速度是緩慢的，肺的工作能力也比安靜時增加1倍。另外，散步對脾胃、肝膽、腎等內臟均具有良好的作用。

◆散步，新陳代謝的調節器

散步可促進人體新陳代謝，增強或調節身體各系統器官的功能。研究結果証明，以每分鐘50 m的緩慢速度行走，新陳代謝的速率增加75～85％，行走速度提高1倍時，新陳代謝的速率增加9倍。所以，糖尿病、食欲不

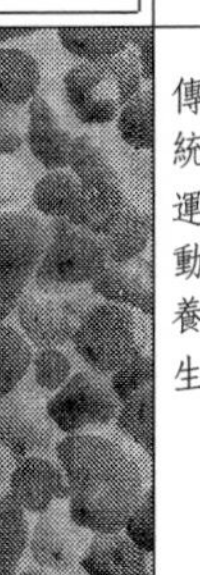

振、消化不良、便秘、心功能衰弱、腎病綜合症等可採取散步防治。

◇散步，調養精神的妙方

散步，從容愉快，高雅無憂，有鬆弛肌肉緊張、情志緊張而收到放鬆鎮靜的效果。能改善煩悶抑鬱、緊張等不良情緒，對於神經衰弱、精神抑鬱及身遭不幸的人，在風景秀麗，空氣清新的地方散步，則可使其擺脫憂愁的折磨，消除緊張抑鬱之情，調整大腦皮層的功能活動，使人心曠神怡，鎮靜清爽。

◇散步，緩解血管痙攣的良劑

散步可以緩解血管痙攣的狀態，幫助血壓過高者降低血壓。高血壓患者在平地上作較長時間的步行，能引起舒張壓明顯下降。有頭部血管痙攣而致頭痛者，散步半小時後，可使血管舒張，頭痛緩解。

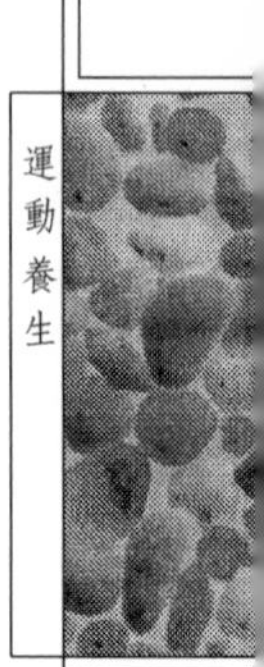

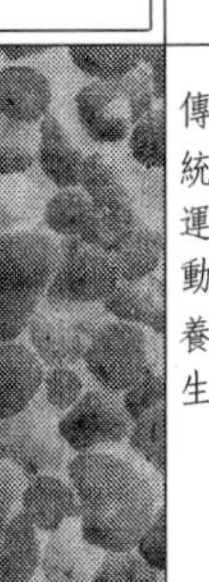

◇散步，消散食滯的妙法

飯後和晚飯後，家人結伴散步，喜笑顏開，輕鬆舒適，不僅有益於家庭和睦，而且能消食滯、散滯氣。唐・孫思邈說「食後當行走，令人能飲食，無百病」就是這個道理。

如果一邊散步，一邊用兩手柔和的摩揉腹部，以臍為中心，順時針摩30圈，逆時針摩30圈，能更有效的防治消化不良和胃腸道疾病。現代醫學也認為輕鬆的散步及柔和的腹部按摩，可促進胃液的分泌和胃的排空，有助於防治消化不良。

◇散步，防治肥胖和高脂血症的有效手段

日本學者水野肇指出：「肥胖是萬病的標誌」。因為肥胖會加重心臟的負擔，血壓加大，易致心臟疾患和高血壓病；脂肪積存於肝臟會引起脂肪肝等等。

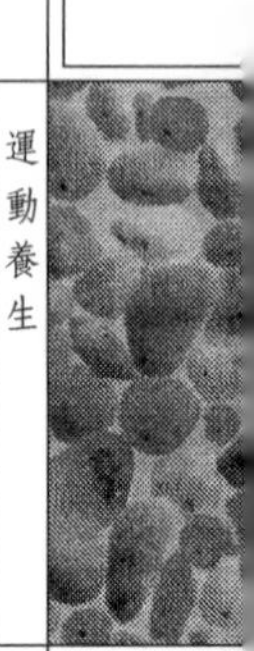

通過散步，能促使血液內的游離脂肪酸充分燃燒，並不斷從脂肪庫的脂肪細胞中分離出出游離脂肪酸輸送到血液中，使脂肪細胞不斷萎縮，從而減輕體重，改變肥胖體形，達到防止和治療肥胖與高血脂症。

有人作過實驗，在飲食不增加的情況下，隔日走一小時，一個月可減少脂肪675g，一年可減少九〇〇〇g，如果每天步行一小時，減肥的效果更佳。

◆散步，啟迪思維，打開智慧的鑰匙

俗話說。「散步出智慧」，當人們遇到難題常常不知不覺的踱來踱去，有時竟在走來走去的「團團轉」中，靈感突發。尤其是整天在室內伏案工作的腦力勞動者，在室外新鮮空氣裡散步是一種積極的休息，可使處於緊張狀態的大腦皮層細胞得到放鬆。這個時候，就像突然打開了脹得滿滿的錦囊，各條妙計迸然而出，什麼辦法都有了。

德國大詩人歌德曾說過：「我最寶貴的思維及其最好的表達方式，都

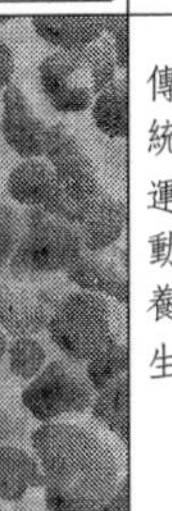

是當我在散步時出現的」。因此，腦力勞動者，每天堅持散步走路，不僅可防老保健，而且能提高工作效率。

◇散步，方法多樣，強度不等

＊普通散步法　取慢速，大約每分鐘60～70步，和中速，每分鐘80～90步，每次20～60分鐘，屬於小運動量。

＊快速散步法　用每分鐘100步以上的速度步行，各次30～60分鐘，尤其是在林中散步，能充分的攝入氧氣，增強心臟收縮，促進血液循環，心臟冠狀血管、毛細血管擴張，因此有利於心臟的健康。

＊擺臂散步法　散步時雙臂用力前後擺動，增強肩部及胸部的活動，有利於改善呼吸系統功能。

＊摩腹散步法　邊散步邊用手從上至下，從左至右，以順時針方向，用手掌按摩腹部，能促進腹腔內血液循環，加強胃腸消化功能。

◇大量事實說明，跑步可祛病強身，延緩衰老

跑步可均勻地鍛練全身肌肉，可使心肌收縮加強，心血輸出量增加，促進血液循環，是預防高血壓，治療肥胖症，改善血管硬化，調整神經精神功能的有效方法。尤其是長期輕鬆慢跑，可使血液增快，血管彈性增加，冠狀動脈血流量較安靜時可增加10倍，而且長期堅持輕鬆慢跑，可使心跳頻率下降到60～50次／分左右，能使心肌得到較長時間的休整，是防治冠心病、心絞痛等的較理想的鍛練方法。

俗話說：「樹老先老根，人老先老腿」，人體完成各種活動都靠腿來支撐，腿部的肌肉占全身肌肉重量的40％。跑步能直接鍛練腿部肌肉，加強腿部力量，改善其血管、神經和骨關節機能、進而影響心臟、大腦和全身，有助於延緩衰老。

長期輕鬆慢跑，可使人體產生一種低頻振動。此振動可使血管平滑肌得到鍛練，從而增加血管的張力，能通過振動將血管上的沉積物排除，同

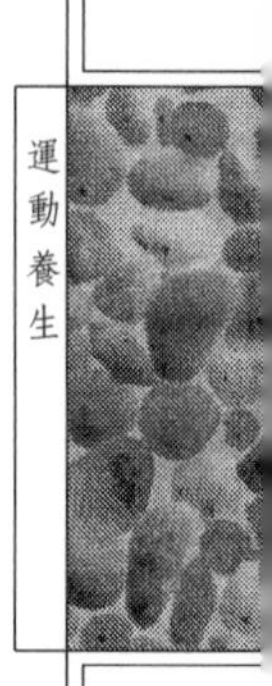

時又能防止血脂在血管壁上堆積，這在防治動脈硬化和心腦血管疾病上有重要的意義。

前蘇聯體育科研所的研究人員對一部分以跑步為主要健身手段的50～75歲的老人進行許多隨訪觀察，結果表明：堅持跑步鍛練者血壓正常，血液循環改善，血液中膽固醇含量下降，激素分泌增加，動脈粥樣硬化得到控制。還有人指出：血清膽固醇過多者，一次長跑（以26分鐘跑五〇〇〇m，或以16分鐘跑完三〇〇〇m）後，膽固醇可下降三五・五五mg％。長期長跑的人，血清甘油三脂的濃度比一般不活動的人低一半，而且脂蛋的的濃度也低於不活動的人。這充分說明堅持跑步的人，比未從事跑步鍛練的同齡人健康而年輕。

◆慢跑，力求「以氣動形」

輕鬆慢跑時，要配合以自然而有節奏的呼吸，開始鼻吸口呼，進而用鼻口同時呼吸，力求呼吸充分順暢，使機體得以進行氣體交換。跑步過程

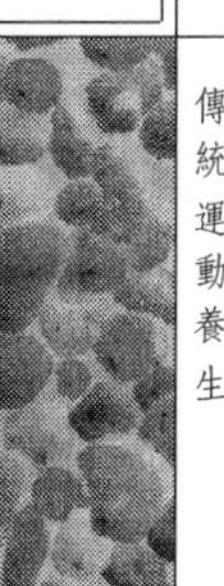

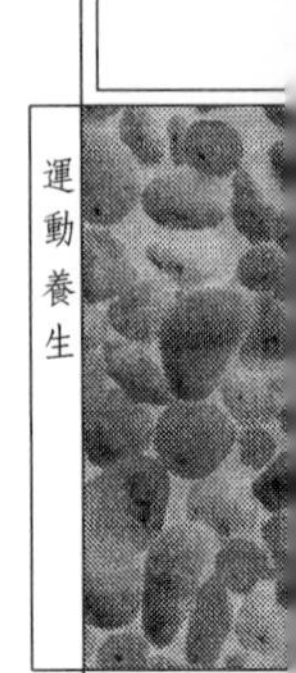

中，要防止呼吸節奏紊亂，隨時調整呼吸，尤其要有意識地加強呼氣，才能促進吸氣，使大量新鮮氧氣進入肺部組織。其運動呼吸的要領是：精神旺盛，心情歡暢，全身肌肉要放鬆，呼吸要深、長、細緩而有節奏，可兩步一呼，兩步一吸；亦可三步一呼，三步一吸，宜用腹部深呼吸，吸氣時鼓腹，呼氣時宜盡。

◆慢跑，貴在循序漸進

慢跑鍛練的時間和距離要貫徹循序漸進的原則，以便使機體逐漸適應所增加的負擔，在此基礎上再適當增加運動量。停步不前對養生健體意義不大，急躁冒進會對身體帶來危害。因此，對以上兩種情況均予以克服。

開始時，可以慢跑一會兒，走一會兒，再跑一會兒，距離可以三〇〇〇m或五〇〇〇m開始，身體較弱者，也可從一五〇〇m開始，45歲以上的人，可以每天慢跑1次，每次30分鐘，跑三〇〇〇m左右。一般而言，慢跑運動可分為原地跑、自由跑和定量跑三種。原地跑即是在原地不動地

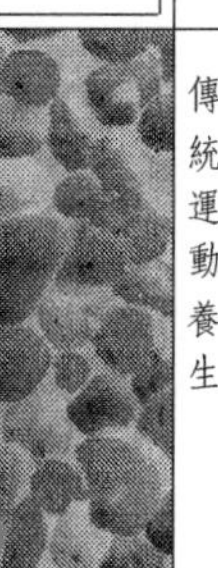

進行輕鬆慢跑，開始每次可跑50～100復步，循序漸進，逐步增多，持續4～6個月之後，每次可增至500～800復步。

高抬腿跑可加大運動的強度。自由跑是根據自己的情況隨時改變輕鬆慢跑的速度，不限速度，也不限距離和時間。定量跑是有時間和距離的限制，即在一定時間內跑完一定的距離。從少到多，逐步增加。總之，運動量的掌握，以運動後自覺有輕鬆舒適感，沒有呼吸急促，腰腿疼痛，特別疲乏等不良反應發生為宜。

◇退步慢走，老年人適宜的健身運動

退步走時，立正、挺胸、抬頭、眼睛向前平視，雙手叉腰，拇指向後按腰部的「腎俞」穴位，其餘四指向前。退步走時，左腳開始，左大腿盡量向後抬，然後向後邁出，身體重心後移，以左前腳掌著地，隨後全腳著地，這時，將重心移至左腳，再換右腳，左右腳交叉進行。所以，退步走可使腰背部肌肉有規律地收縮和鬆弛，有利於腰部血液循環的改善，提高

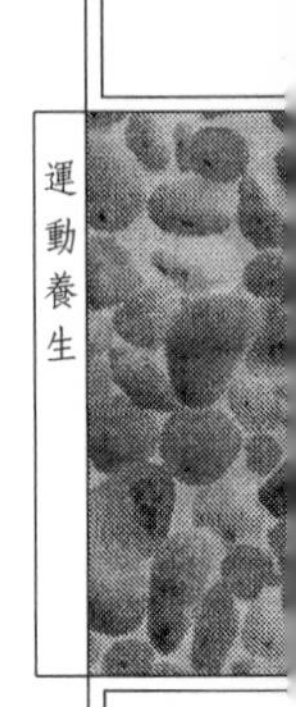

了腰部組織的新陳代謝，由於老年人有不同程度的腰肌勞損，故經常進行「退步走」運動，可以減輕疼痛，長期堅持這種活動，不但能治癒腰肌勞損，而且對脊柱關節及四肢關節均有益處。

◆快步行走比慢走更能鍛練身體已被近年來的科學研究所證實

美國著名的心臟病學家曾經說過：「運動是世界上最好的安定劑，而輕快的步行（至有疲勞感）如同其它形式的運動一樣，是治療情緒緊張的一副理想的解毒劑，並能改善人們的一般健康。」在日常生活中人們一定有這樣的體會：當自己情緒不好時，就想出去轉轉，這時若能採取快步行走方式，煩惱疲勞會漸漸消除。科學實驗也證實，快步行走有利於提高氧的消耗、增加心臟工作量和促進血液循環。人在行走時，肌肉系統猶如一台輔助泵在不斷運轉，促進血液送回心臟，能有效地防治神經衰弱、冠心病、下肢靜脈曲張等疾病。也是一種理想的健身運動。

快步行走，其速度介於散步和跑步之間，一般情況下，每天快步行走

3～4次，每次5～15分鐘，其運動時間、運動量應根據體質情況相宜而定。

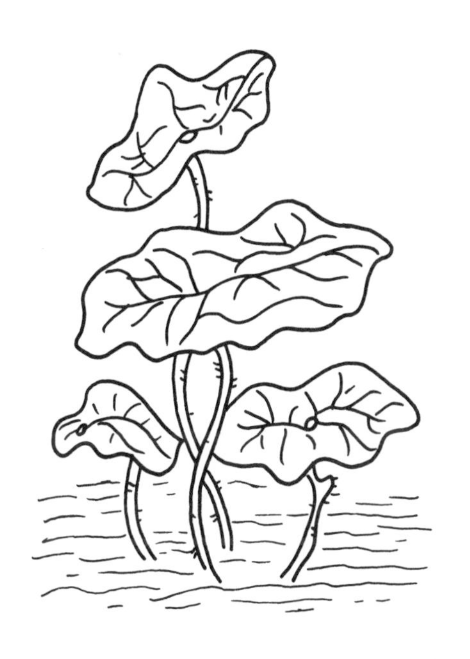

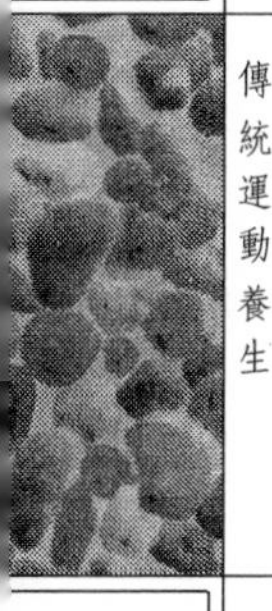

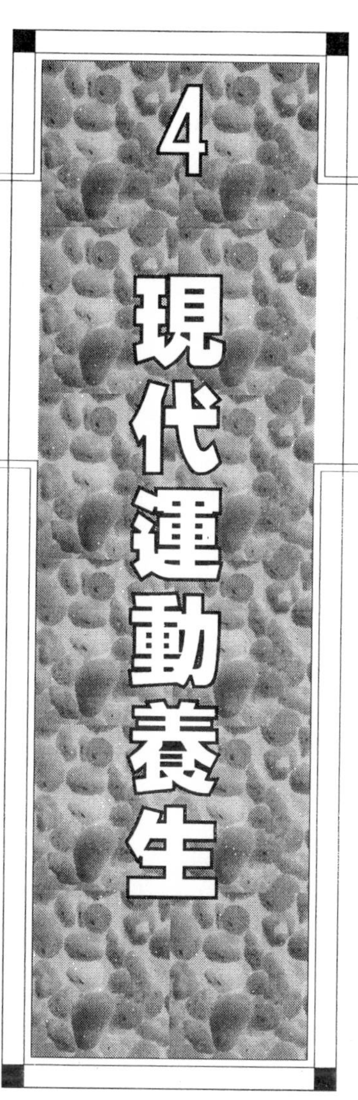

4 現代運動養生

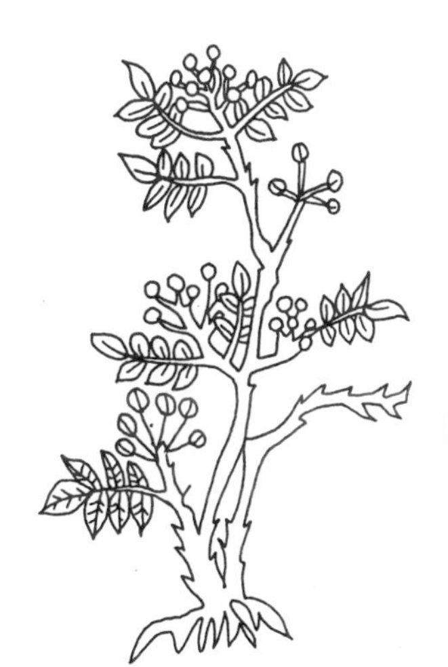

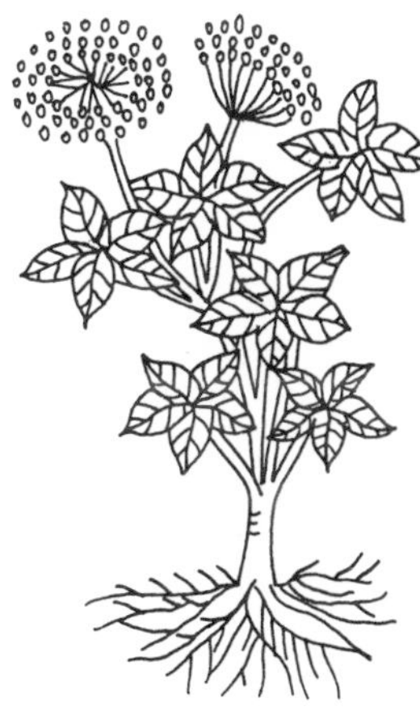

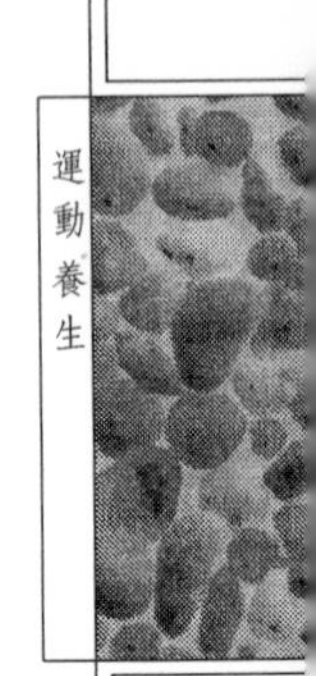

舒展穩緩健身操

◇健身操，充滿著外在的力與美

人們有意識的通過肌肉收縮和舒張進行軀體關節的活動，都可以看作是健身操運動。健身操充分發揮人的潛力而努力完成動作，並追求動作技術的至善至美，是人的肌腱和力的顯示，長期練習，勢必肌腱凸隆，筋肉發達，充滿著外在的力與美。

◇健身操，洋溢著內在的生命力

健身操，雖然以顯示強壯的肢體和完美的動作為主，但融匯傳統的導引術和近現代西方體操而具有中國特色的保健操，既充滿著外在的力與美，也洋溢著內在的生命力。如《黃帝內經》認為健身操可「理血氣而調諸逆順，察陰陽而兼諸方，緩節柔筋而心和調」。

在運動過程中亦強調「意、氣、動」於一體，既要求練習健身操時動作宜緩慢沉穩，富有節奏，而且要更舒展穩緩、優美大方。同時應配合均勻深長而有節奏的呼吸。一般來說，多在動作用力或軀體伸展時吸氣，而當動作放鬆或軀體收攏時呼氣，當軀體無明顯屈伸時，應取均勻呼吸。所以，健身操運動實際上是內外兼練的運動養生方法之一。

◇健身操，因人因地因時而宜

健身操運動，強求力度的完美與和諧，而且作為徒手運動的健身操，其運動量和動作的難易度也有一定的差別，加上人們興趣愛好、體質強弱、疾病種類、運動目的差異，鍛練者可根據自己身體情況及所需運動量的大小，自由選擇不同的健身操。

武術界有「拳打臥牛之地」的諺語。就是說練拳之地有臥牛所佔的地方那麼大就可以了。進行健身操鍛練時，同樣要求場地面積不一定大，但

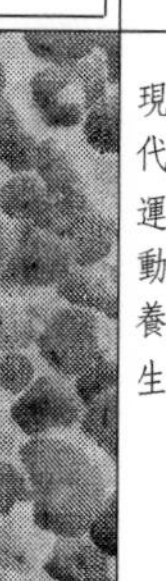

要平坦舒適，最好選擇含有豐富負氧離子、空氣新鮮的公園裡、小河邊或樹林旁。

健身操的時間選擇應注意：飯後1小時進行鍛練為宜；清晨或傍晚練習最好；如有疾病，可適當減少運動量，以免加重病情或損傷機體；如果患有嚴重的不能進行運動的疾病，如心肌梗塞、心絞痛等，應停止鍛練；如過度疲勞，可暫停練習，待身體恢復後再行鍛練；過飢過飽也不要運動，以免影響消化系統的機能。

◆中青年健身操，學習、工作和養生的良師益友

中青年健身操是為廣大中青年朋友準備的。若堅持每天鍛練，將能提高身體素質，增強機體對外界刺激的適應能力和抗病能力，保持青春活潑，精力充沛，更好的工作。本操每天上下午各做一次為好。做操時要精神振奮，動作剛健有力，體現出朝氣蓬勃的精神風貌。

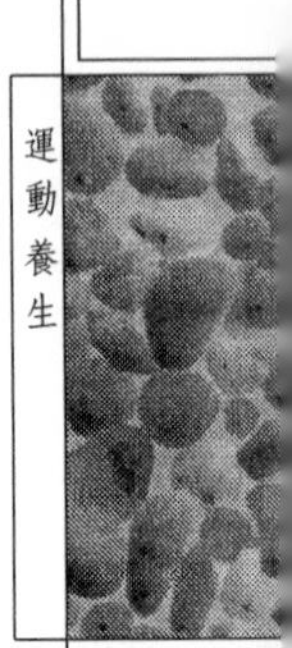

*上肢運動

1.預備姿勢。立正，兩眼平視前方，下頷微收，挺胸直背收腹，雙臂在體側自然下垂，中指對褲縫（圖1）。以下各節預備勢均同此。

2.左腳向左跨一步（兩腳開立，與肩同寬），同時兩臂經體側握拳至肩側屈肘，拳心相對。兩臂用力伸直上舉，同時抬頭挺胸（圖2、3）。

3.兩臂收回，由肩側用力向外衝拳成側平舉，拳心向下，然後還原成預備式。換右腿向右跨一步，再做同樣動作（圖4）。

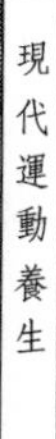

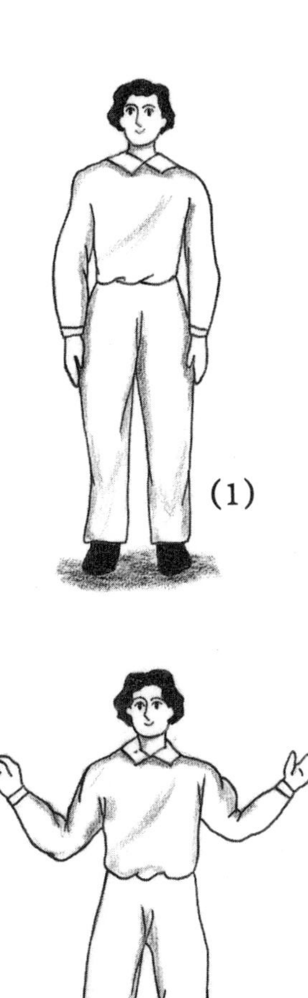
(1)

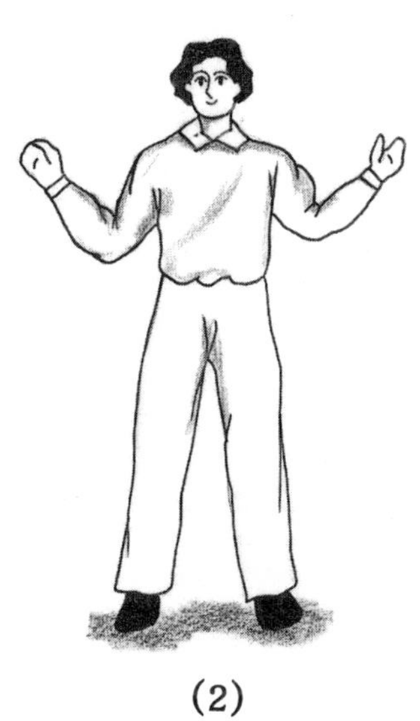
(2)

(3)

(4)

*衝拳運動

1.左腳向左跨出一大步，上身同時向左轉體90度成前弓步，左手經前向側摟手握拳收至腰間，右手握住提至腰間，拳心向上（圖5）。

2.右手用力向前衝拳（拳心向下）後，收回腰間。左手用力向前衝拳（拳心向下），然後左腿收回，身體轉回成直立，同時左拳收回腰間。然後換右腳向右跨一步向右轉體再做同樣的動作（圖6）。

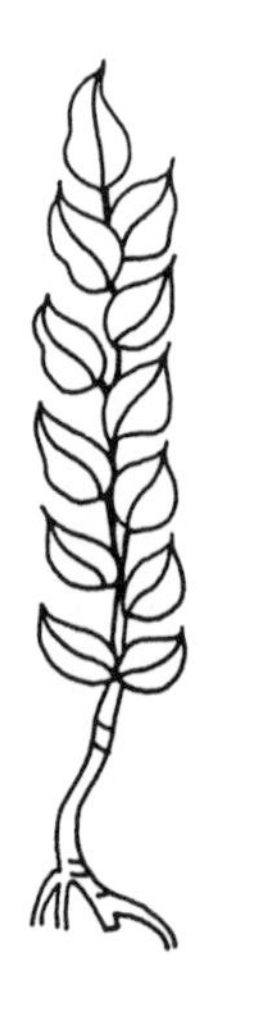

*擴胸運動

1.右腳向前邁出一大步成前弓步，同時兩手握拳前伸（拳心相對），向側後振臂擴胸（擴胸時要保持兩臂平舉）二次（圖7）。

2.左腿收回併攏下蹲（膝關節夾角約90度），同時雙手扶膝（兩肘朝外，手指相對）。然後起立成立正姿勢。換右腿再做同樣動作（圖8）。

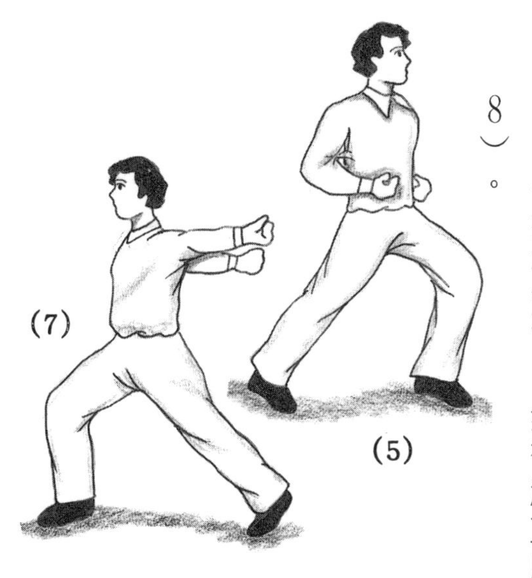

(5)

(7)

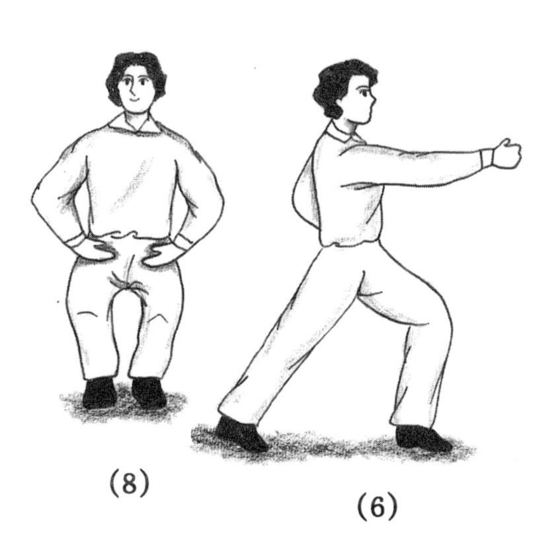

(6)

(8)

＊踢腿運動

1.左腳向前邁出一步，重心移至左腳上，右腳掌著地；同時兩臂經前側上舉（掌心相對），兩眼注視前上方（圖9）。

2.右腿伸直向前上方踢；同時兩手觸右腳面，然後還原成動作1，左腳收回，兩臂自然向下向後擺。換右腳向前邁出一步做同樣動作（圖10）。

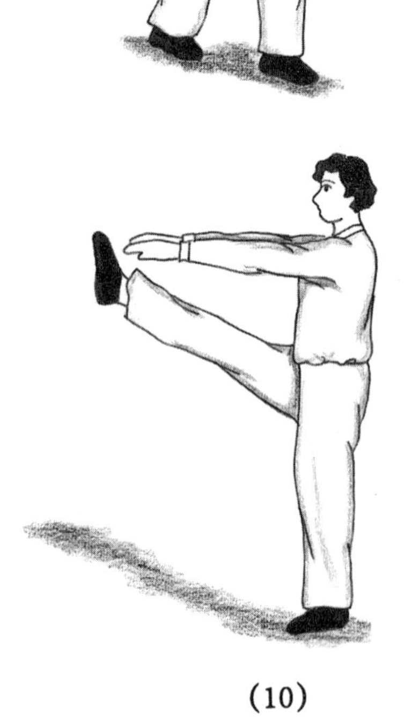

(9)

(10)

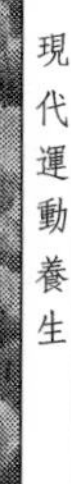

*體側運動

1.左腳向左跨出一大步成左弓步，同時右手叉腰，左臂經側向上舉，帶動上體向右側屈動三次（圖11、12）。

2.左腳收回，同時左臂從體側放下，右臂自然放下還原成立正姿勢。然後換右腳側跨，左手叉腰再做同樣動作。

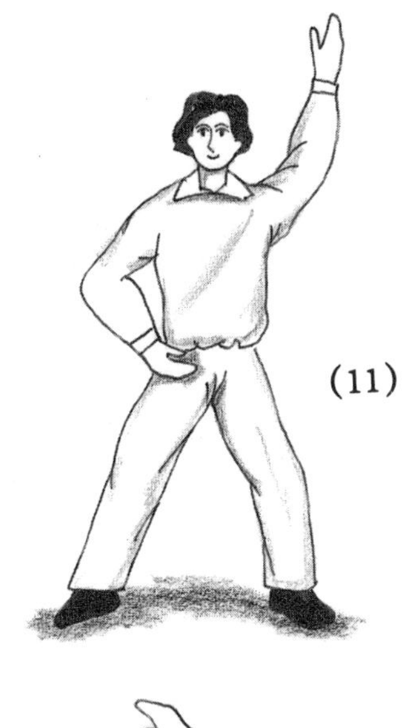

(11)

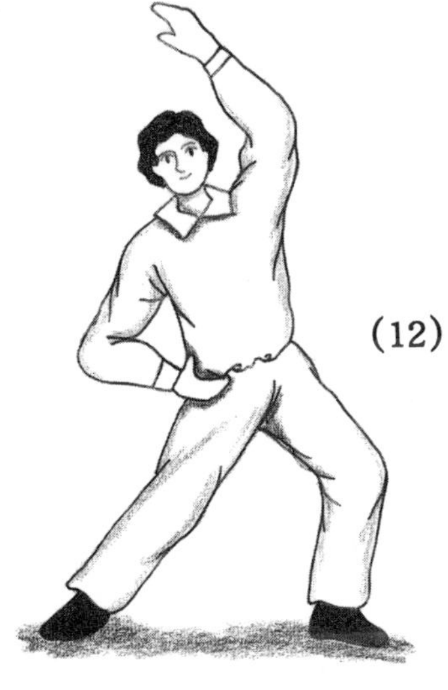

(12)

＊體轉運動

1.左腳向左跨出一步（兩腳開立，略比肩寬），同時兩臂側平舉。上體前屈左轉，右手觸左腳面，左臂側後舉，然後上體抬起，同時兩手握拳向後上方擺動（右臂伸直，左臂胸前屈曲），帶動上體右轉，眼看右手（圖13、14）。

2.左腳收回，上體轉正，同時兩臂放下恢復預備勢。然後換右腳右跨做右側轉體。

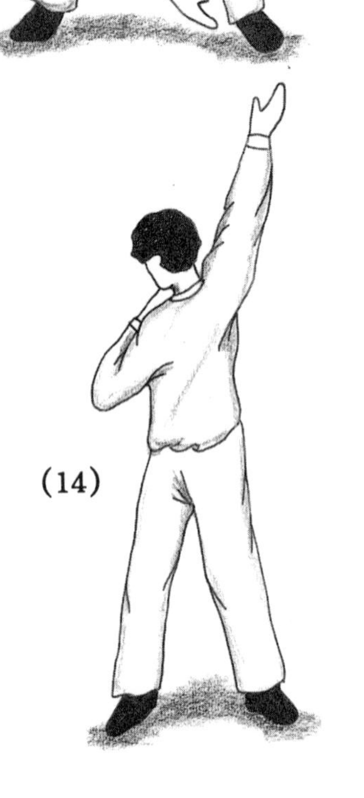
(13)
(14)

＊腹背運動

1. 兩臂經前上舉（掌心朝前），同時上體後仰，然後上體前屈，手指觸摸腳尖（圖15）。

2. 上體抬起，兩臂經前至側做側上舉（掌心相對）；同時左腳向前邁出一大步成前弓步，上體後仰，略抬頭。然後左腳蹬回，兩臂經體前放回體側恢復預備勢。換右腳前邁出做同樣動作（圖16）。

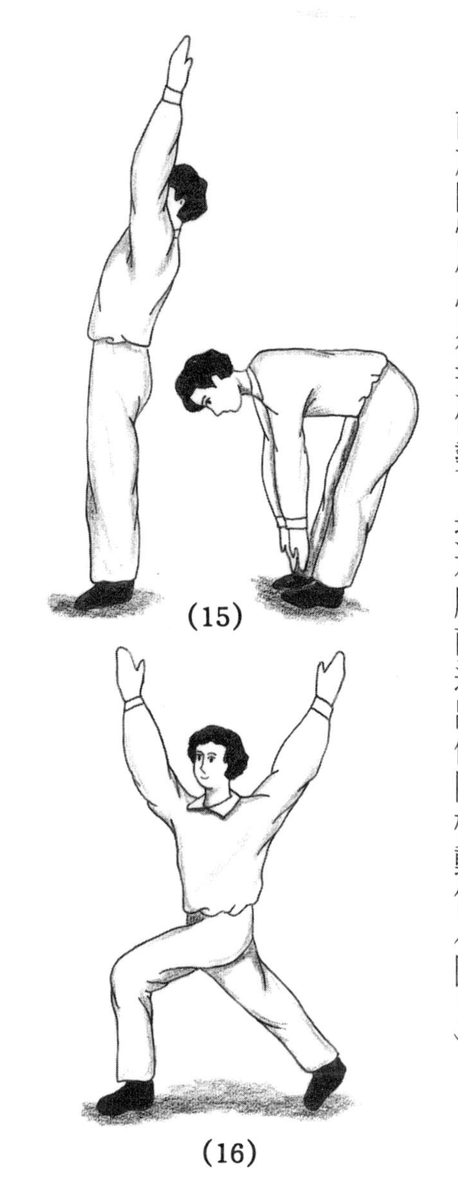
(15)

(16)

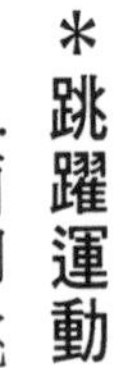

*跳躍運動

1.兩腳跳成開立，同時兩臂側平舉。再兩腳跳成併腿，同時兩手左頭上擊掌，然後再跳成開立，兩臂側平舉（圖17、18）。

2.兩腳跳成併腿，同時兩臂放下成立正姿勢。

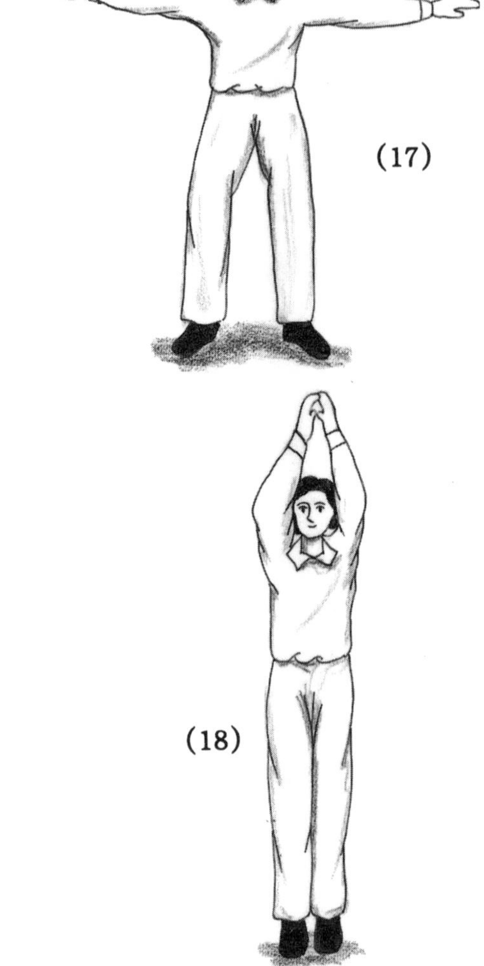

(17)

(18)

體弱老人健身操

◇健身操，體弱老人強身防病的良劑

老年健身操是根據老年人的生理特點，為了達到健身防病和延緩衰老的目的進行編排的，可分為臥式、坐式、立式三個組成部分，每個部分又有若干小節組成，鍛練者可根據身體，鍛練場地和作息時間的不同，選擇相應的操式及動作節段。

◇老年健身操，尚須明確要領

***循序漸進**　初練時動作要柔緩連貫，不要用強力，可以選擇其中的幾節做；待體質增強、動作熟練後，可增加節數和重覆次數，增大幅度和速度。

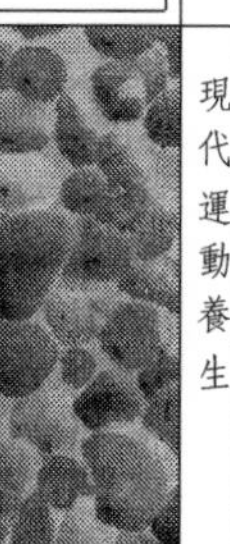

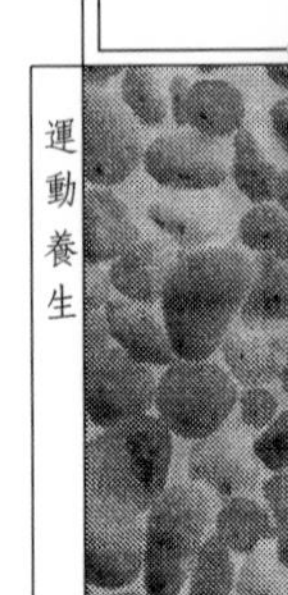

＊配合呼吸　進行鍛練時，要吐故納新，人們常說「生命全在一口氣」，有節奏的充分的呼吸，既可以調節改善呼吸功能，又可使血液中氧含量上升，促進有氧代謝，提高心肺血液循環和血氣交換功能。

＊因人而宜　運動量大小要視各人的年齡體質而定。鍛練後，身體微微出汗，尚有餘力，有輕鬆、舒適和靈活的感覺，這種運動量最適宜，每個動作10～15次，可重覆1～2遍。

＊服裝寬鬆　老年人進行鍛練時衣著須寬鬆、便於活動。布料應選擇柔軟、透氣、吸濕性強者，如棉織品、絲織品等。鞋子要求大小適宜，穿著舒適合腳，可選用低幫運動鞋或軟底布鞋。腰帶不宜繫得太緊，領扣也應解開，以防運動時對體內臟器和頸動脈不正當的壓迫。

另外，臥式以硬板床為宜，鍛練時間最好安排在早晨醒後或睡前半小時。

◇臥式健身操，動作說明

體弱老人仰臥在硬板床或較硬的棕綳床上，枕上高度適中，柔軟舒適的枕頭，兩臂伸直放在身體兩側，掌心向下，手指自然張開，自然呼吸。

＊足趾屈伸 兩腿伸直，足趾向上，足跟著床（圖1）。足趾用力彎屈，足背綳直，足弓內收，五趾併攏；然後足趾鬆開、伸展；兩腳交替進行（圖2）。該法既增強了足趾的靈活性，又由於趾尖部位的神經末稍遠離心臟，故能鍛練大腦的控制能力。

＊足踝繞環 足跟固定，踝部放鬆，以踝關節為軸，先順時針方向轉動，再逆時針方向轉動，兩腳交替進行（圖3）。該法增強踝關節的靈活性和踝部的韌帶力量，訓練了大腦對關節的控制能力。

＊俯臥打腿 俯臥，身體伸直，頭部側倒，兩臂放於體側。小腿先彎曲，儘量靠近大腿後部，然後再伸展還原，兩腿交替進行（圖4）。該法能鍛練小腿肌肉群，增強膝關節靈活性。

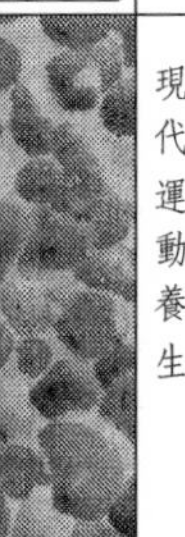

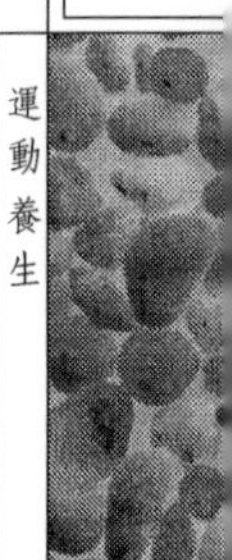

＊大腿旋轉　身體側臥，一臂放於胸前，另一臂墊於頭下，側臥一腿自然彎曲平放，另一腿側上舉。側舉腿伸直，以髖關節為軸，小腿帶動大腿作繞環，先順時針方向繞環，再逆時針方向繞環，兩腿交替進行（圖5）。該法可鍛練髖關節靈活性，增強髖部肌肉和韌帶的力量。

＊仰臥屈膝　仰臥，兩腿屈膝舉腿，兩臂放於身體兩側（圖6）。腹部用力收起，小腿靠大腿，大腿靠胸部，兩腿交替屈伸（與踏自行車動作相似）；同時，兩臂用力下壓，以幫助屈膝舉腿（圖7）。該法可鍛練腹肌收縮力和膝關節靈活性。

＊屈膝側倒　仰臥，兩腿併攏屈膝，兩臂放於體側（圖8）。上體保持不動，兩腿儘量側倒，帶動腰部扭動；左右交替進行（圖9）。該法能鍛練腰部肌群，增強腰、膝各部的靈活性。

＊髖部外展　兩足不離床面，膝部帶動兩腿，同時向左右兩側外展，外展幅度越大越好，動作要緩慢，此後可逐漸加快，外展幅度也可逐漸加大，不要用力過猛，防止拉傷（圖10）。該法可鍛練骨盆關節的靈活性和外展

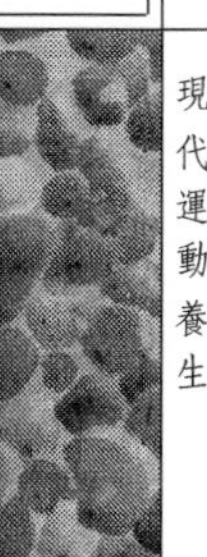

髖韌帶。

＊頂頸挺胸 仰臥，兩腿自然分開，兩臂微屈，兩手放於腹部。後頭部頂枕，頸後屈，兩臂下壓，接著背部內收挺胸，同時吸氣；還原時吐氣（圖11）。該法可鍛練頸、背、胸各肌群，增強頸部力量。

＊仰臥梗頸 仰臥，身體伸直，兩腿自然分開，兩臂放於體側。兩臂斜前舉，腹部用力內收，頸部用力前屈，同時吸氣；還原時吐氣（圖12）。該法能鍛練頸、腹部肌肉。

＊伸展轉體 仰臥，身體伸直，兩腿併攏，兩臂放於體側。一臂側上舉，同時身體向內轉體90度，接著同側腿（上面一腿）綳足向下伸，然後還原成臥位。兩側交替進行（圖13）。該法能舒展身體各關節。

坐式、立式老年健身操，也是體弱年老之人經常採用的鍛練養生方法。一般而言，臥式健身操可供臥床休養或疾病恢復期老年病人，以及患有嚴重器質性疾病的老人進行鍛練。而立坐式健身操不僅適用於體弱老人，還廣泛應用於中老年、婦女更年期綜合症等。

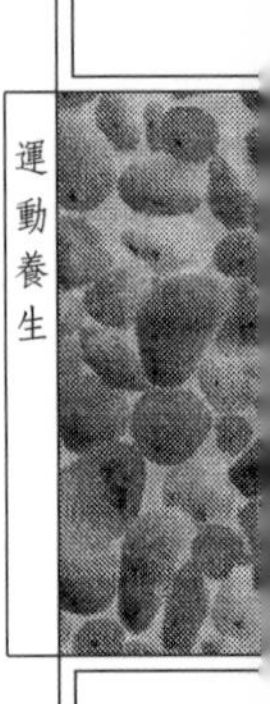

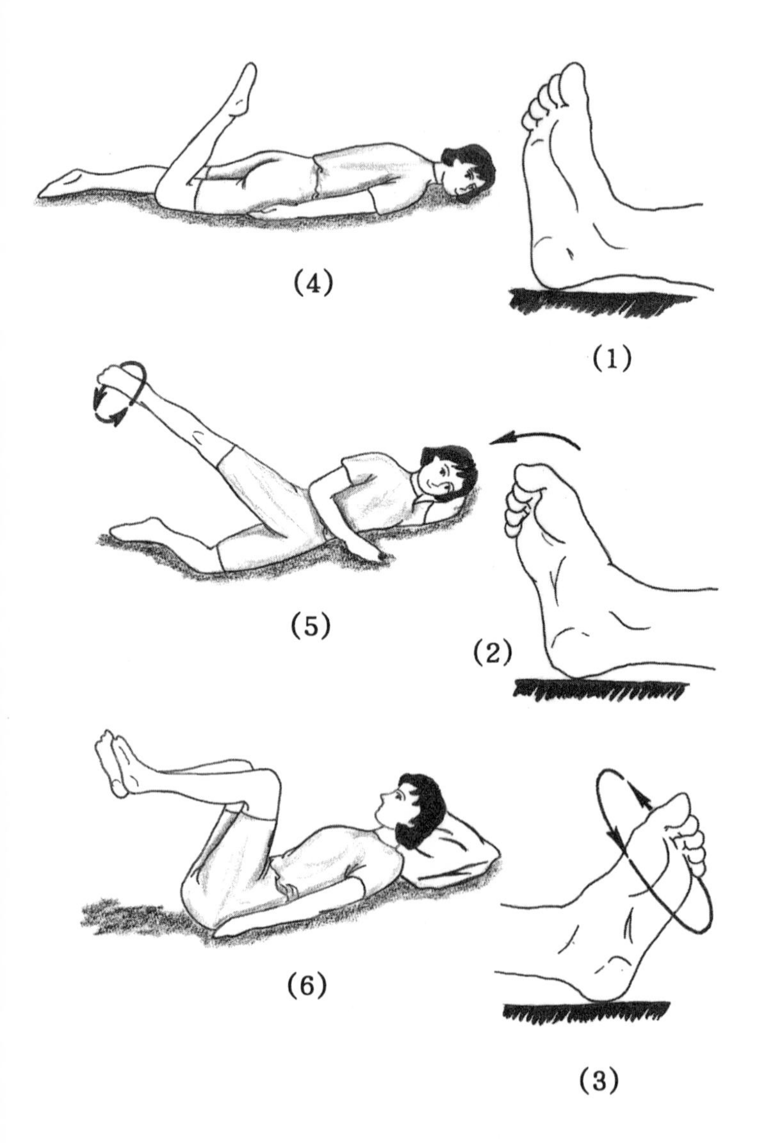
(4)
(1)
(5)
(2)
(6)
(3)

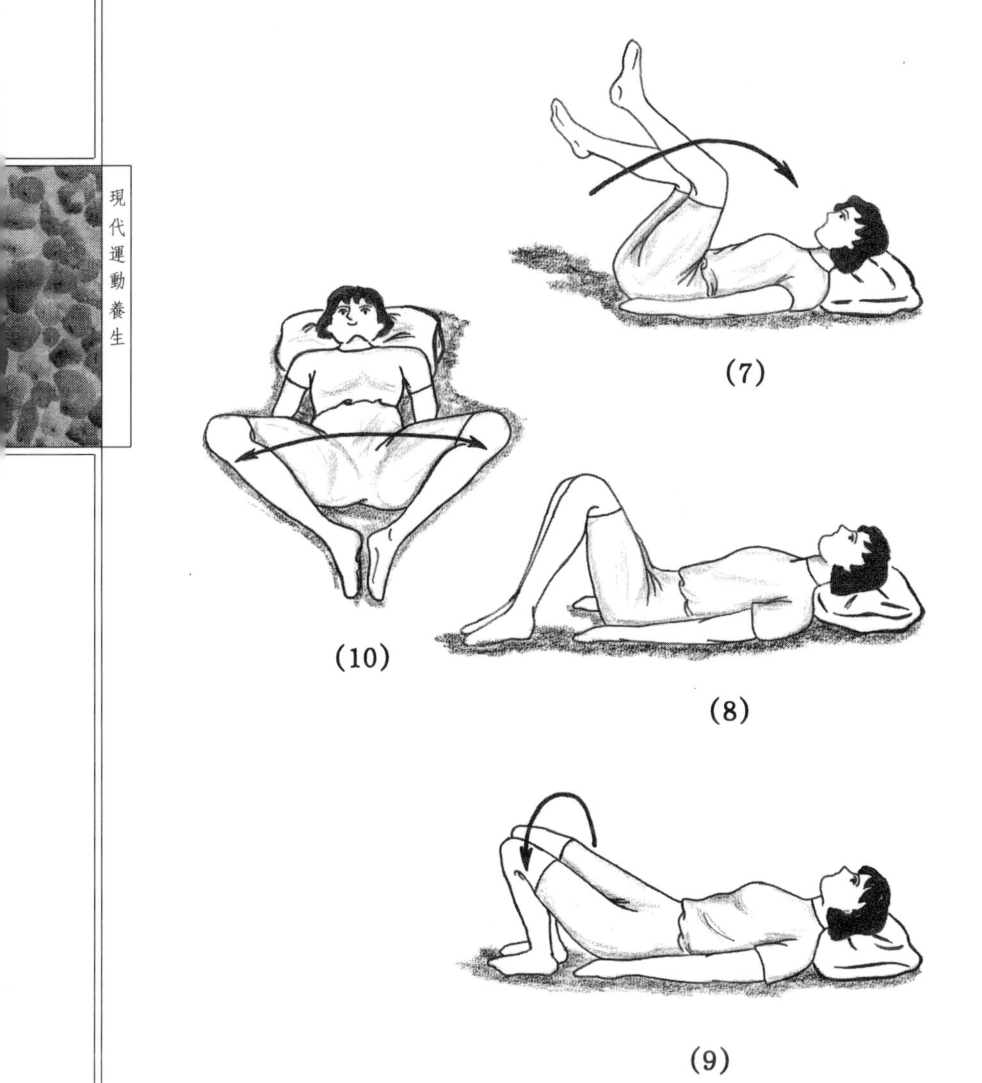
(7)
(10)
(8)
(9)

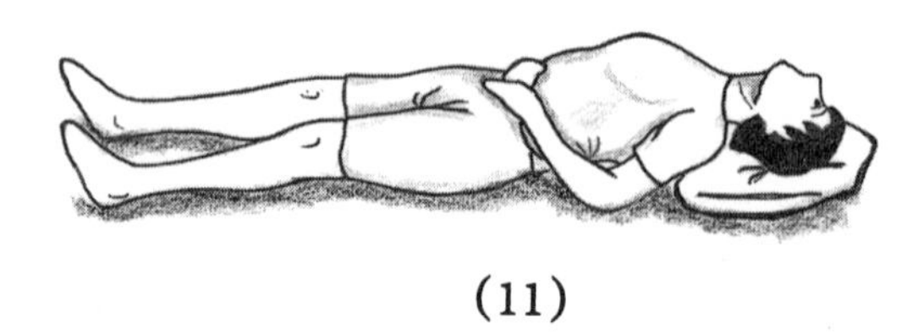

(11)

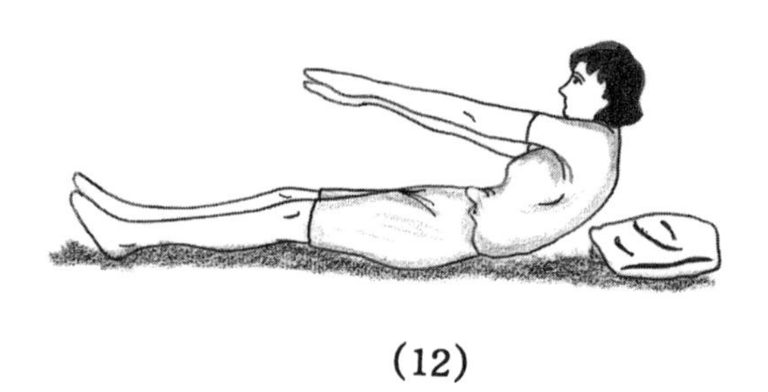

(12)

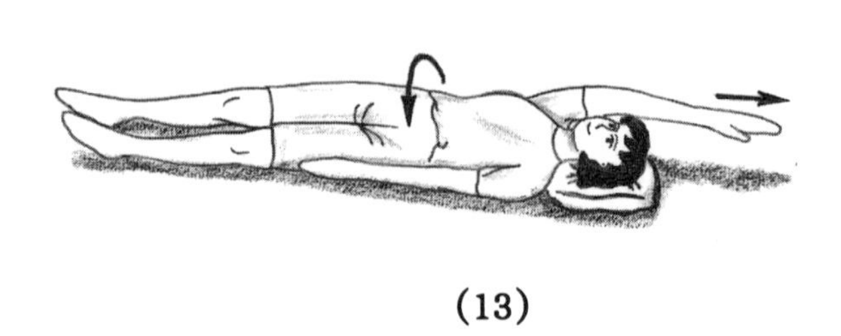

(13)

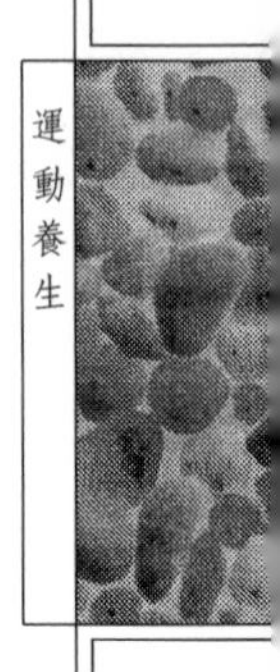

宣散疏導健身舞

◇健身舞，風靡全球

健身舞，有中西之別，古今之分。但隨著社會的發展，生活節奏的加快，老齡化現象的存在，多種多樣的健身舞日趨盛行，風行於世，成為中老年人愉情暢志，調節心神，防治疾病，延年益壽的一種良好的鍛練方法。

◇中華中老年健身舞，融中西之長，強心健體

「中華中老年健身舞」，兼採中西之長，把中國傳統的氣功、太極拳、大雁功等健身鍛練項目，與現代風行於世的迪斯科舞的某些姿勢有機的組合起來，伴以樂奏，融為一體，而成為一套具有中國特色的適合中老年健身鍛練的操法和舞步。

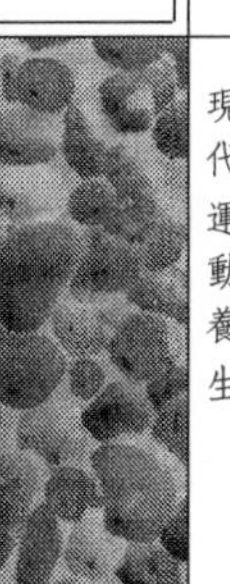

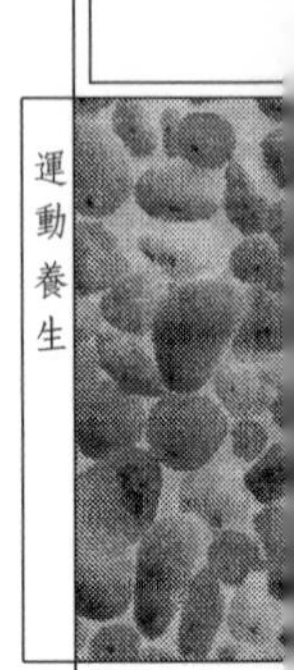

其特點有四：一是節奏中速，節奏感強，使人跳起來可從容不迫，綿綿流暢，不吃力，不易疲勞。二是對身體各部位的鍛練比較全面，包括頭、頸、肩、背、腰、胯、腹部、四肢、關節、韌帶，都能得到鍛練。三是每節的姿勢動作，都富有美感，加之配有優美的音樂伴奏，使人在健身鍛練的同時，也能獲得藝術之美的享受。如此則心悅神怡，不會覺得枯燥乏味。

◇中華中老年健身舞的套路介紹

＊手腕翻掌，兩臂伸展

1.預備式：即在每節健身舞前進行準備活動。如定位跑步，右腳起步，頭、頸、肩、胯部的自然活動。

2.第1拍：兩手指在胸前相對，手心向下，兩臂屈肘自「膻中」穴（即胸部）下壓至肚臍，隨即上提至「膻中」穴。同時，右胯向右擺動一下，右腳後退一步。

3.第2拍：兩手手指相對，在「膻中」穴翻掌180度，手心向上，下壓至肚臍，隨即上提至「膻中」。同時，右胯向右擺動一下，右腳後退一步。

4.第3拍：同第1拍，擺胯與腿步方向相反。兩手翻掌，手心向下。

5.第4拍：同第2拍，擺胯與退步方向相反。

6.第5拍：兩手手指相對，手心向下，在胸前「膻中」穴下壓至肚臍。同時，右胯向右擺動一下，右腳前進一步。

7.第6拍：兩手手指相對，在「膻中」穴翻掌90度成立掌，兩手左右分開，兩臂上提伸展，頭頸後仰。同時，兩眼逐步上抬看天，左胯向左擺動一下，左腳前進一步。

8.第7、8拍：同第5、6拍動作。

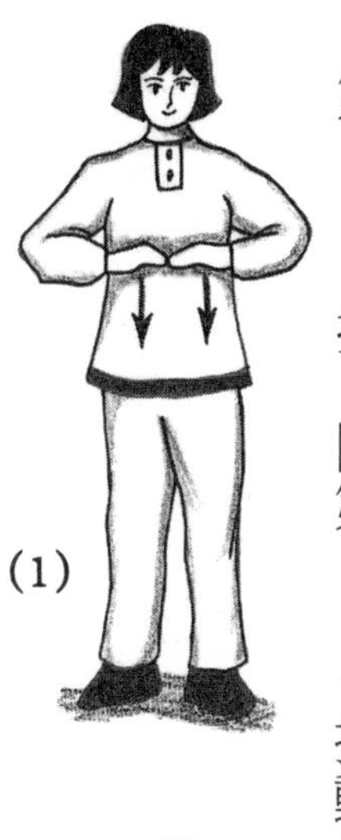

(1)

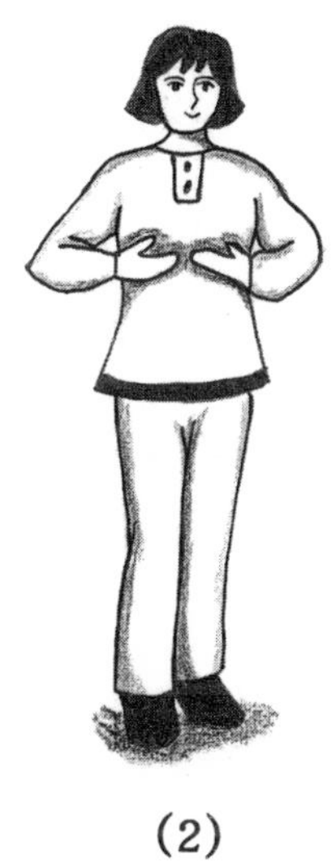

(2)

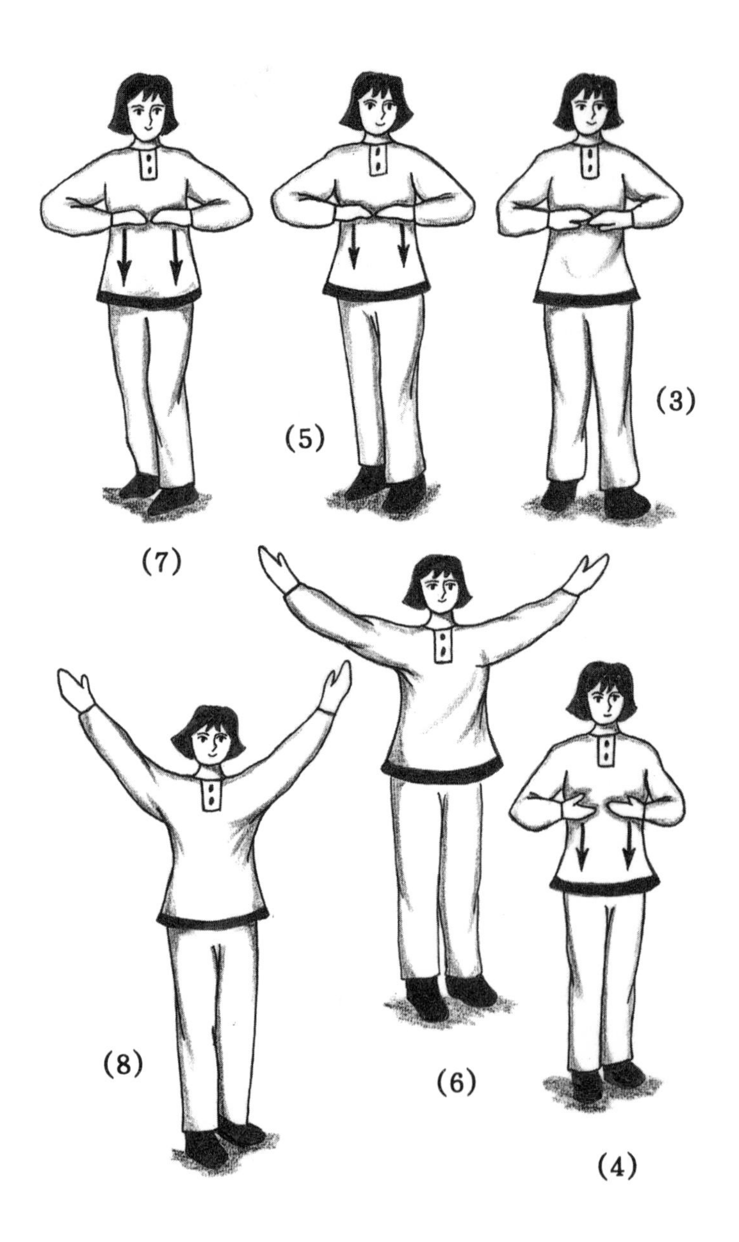
(7)
(5)
(3)
(8)
(6)
(4)

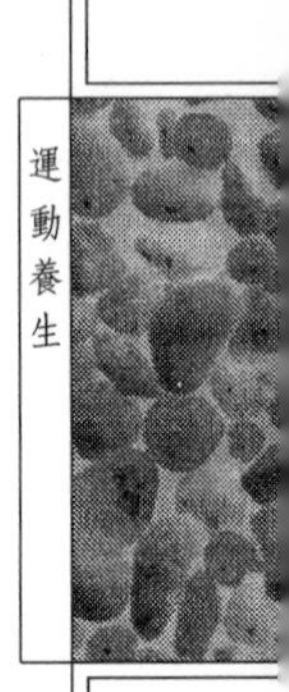

*前擺後甩，腳步踢踏

1.第1拍：左手手背叉腰，手掌朝外。右腳向左斜前方伸出（即左前45度），腳掌外側點地。同時，右手五指併攏，向左斜前方擺出至「丹田⑲」穴的前方，左腿隨之彈跳一下，雙眼向前看。

2.第2拍：左腳自左斜前方後踏至右斜後方（即右後45度），腳尖點地。同時，右手五指併攏朝右斜後方翻掌甩出，左腿隨之彈跳一下，雙眼朝後看。

3.第3、4拍：同第1、2拍動作。

4.第5拍：右手手背叉腰，手掌朝外。左腳向右斜前方伸出（即右前45度），腳掌外側點地。同時，右手五指併攏，向右斜前擺屈至「丹田」穴的前方，右腿隨之彈跳一下，雙眼朝前看。

5.第6拍：右手手背叉腰，手掌朝外。左腳自右斜前方後踏至左斜後方，腳尖點地，同時，左手五指併攏，自右斜前方向左斜後方翻掌甩出。右腿隨之彈跳一下，雙眼朝後看。

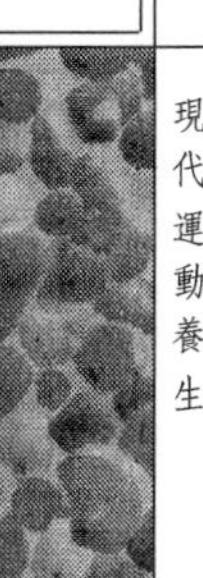

6.第7、8拍：同第5、6拍動作。

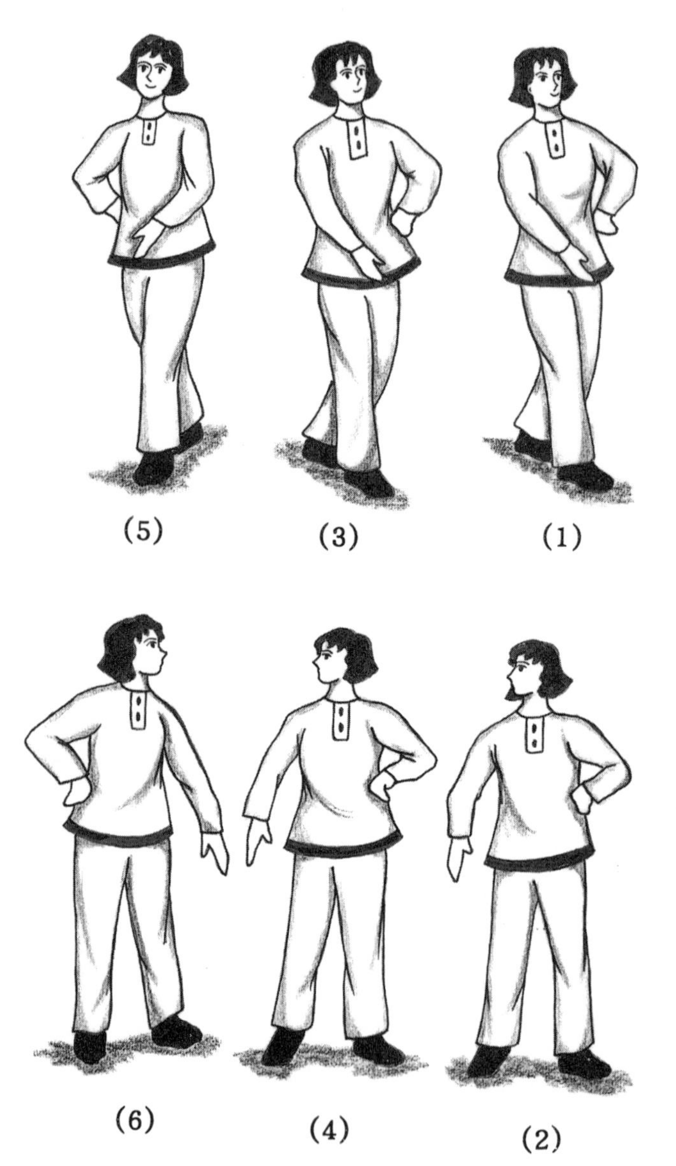

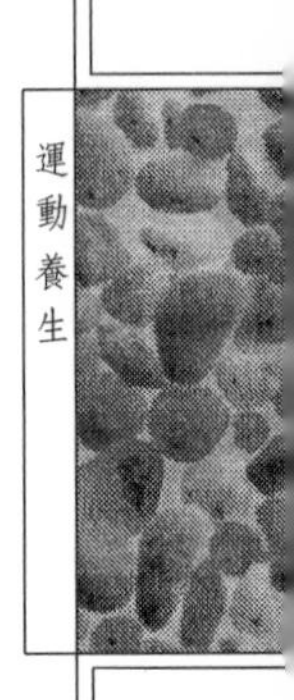

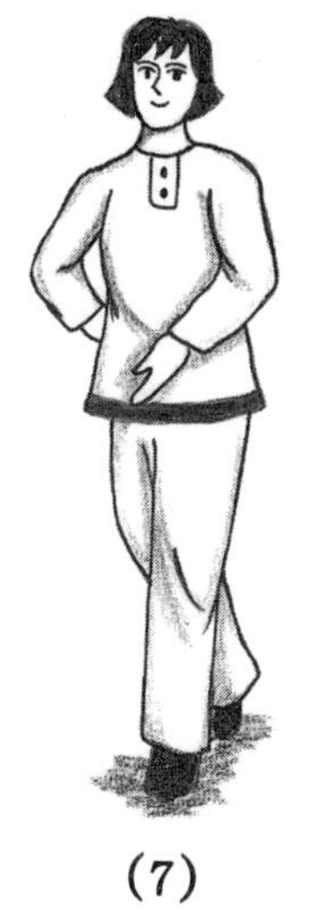
(7)

(8)

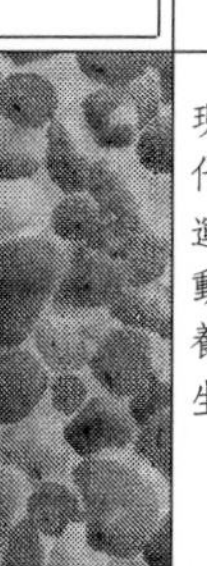

*舉手托盤，頸椎仰轉

1.第1拍：左手手背叉腰，手掌朝外。右手在前方如托盤托起至鼻子高度，雙眼看盤。同時，右腳尖在前方點地，左腿彈跳一次。頭向上抑起顛動一下，托盤的手也隨之自然的顛動二下。

2.第2拍：接第1拍動作，托盤的右手，往右後翻掌，手心朝下，下壓至右後側，雙眼看右手。同時，右腳尖在右後方點地，左腿彈跳一次，頭也隨之自然地顛動一下。

3.第3、4拍：同第1、2拍動作。

4.第5拍：右手手背叉腰，手掌朝外，左手在左前方如托盤托起至鼻子高度，雙眼看盤。同時，左腳尖在左腳前方點地，右腿彈跳一次。頭向上仰起顛動一下，托盤的手也隨之自然的顛動一下。

5.第6拍：接第5拍動作，托盤的左手往左後翻掌，手心朝下，下壓至左後側，雙眼看左手。同時左腳尖在左後方點地，右腿彈跳一次。頭也隨之自然的顛動一下。

6.第7、8拍：同第5、6拍動作。

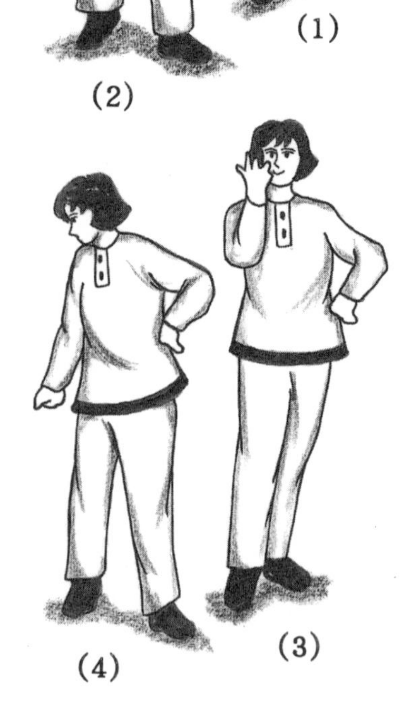
(1)
(2)
(3)
(4)

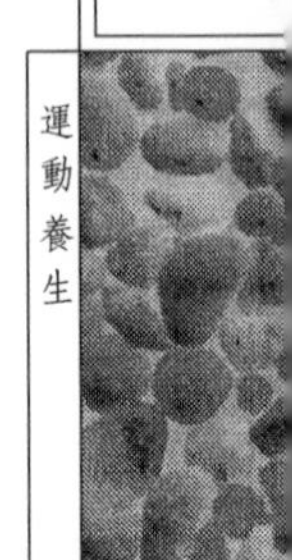

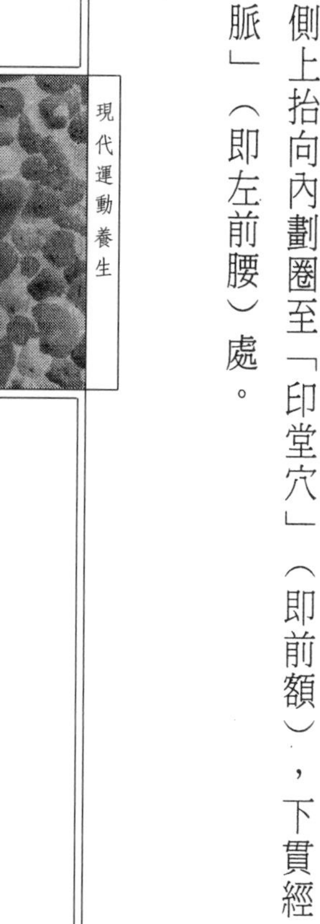

*抬臂劃圈，肩胯擺動

1.第1拍：雙手手指自然彎曲，空握拳，左腳向左跨半步。左臂至左側上抬向內劃圈至「印堂穴」（即前額），下貫經「丹田」至「帶脈」（即左前腰）處。

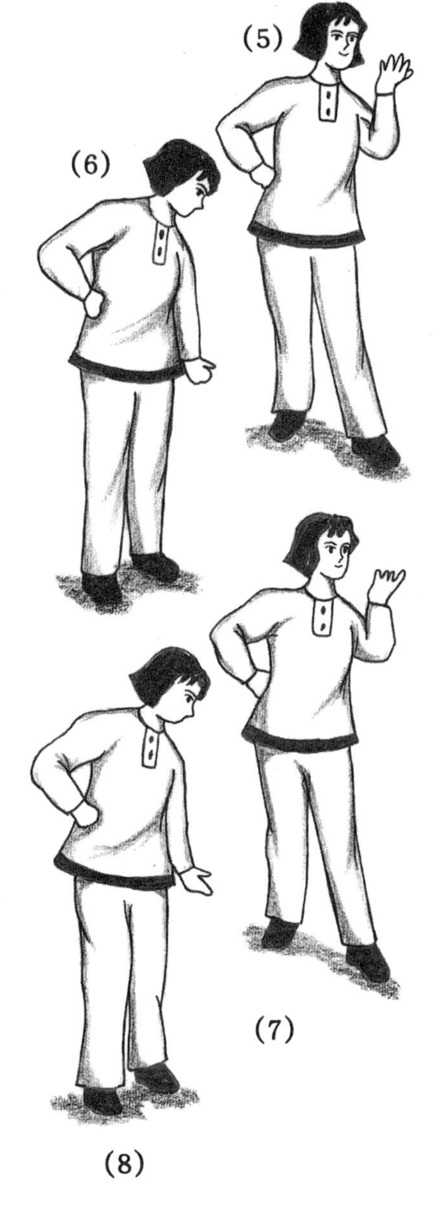

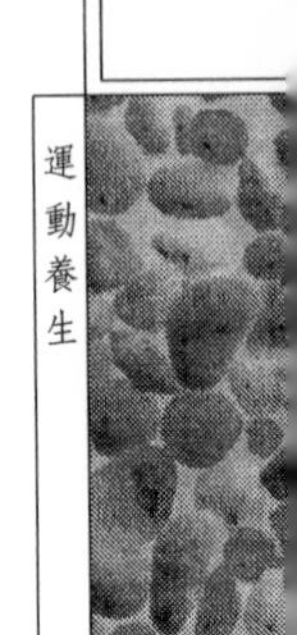

2.第2拍：接第1拍姿勢，右腳在前面跨過左腳，向左前交叉半步，同時，右手自右側上抬向內劃圈至印堂，下貫經丹田，繼續劃圈至「頭維」（即右額）處。

3.第3拍：左腳抽出左跨半步，右腳在左腳旁踮腳弓腿。同時，肩、胯向左擺動一下，帶動上肢向左屈動。

4.第4拍：接第3拍姿勢，肩胯再向左擺動一下，腳、腿顛動一次。

5.第5、6、7、8拍：同第1、2、3、4拍動作，但方向向右。

(1)

(2)

(3) (4)

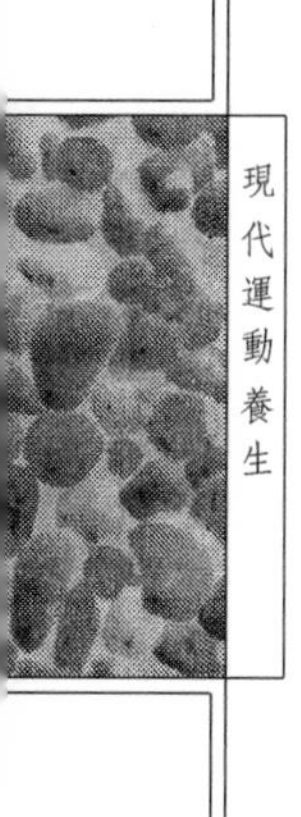

(5)

(6)

(7)　(8)

*單手推浪，手腳並行

1.第1拍：右臂曲肘抬起至右側胸前，右手五指併攏伸直推出，左手空握拳放在後腰處「合谷」對「京門」，右腳前進一步。同時，頭頸上抬並向前一伸一縮，腰也前弓一下，帶動胯及腿都前後顛動一下。

2.第2拍：左臂屈肘抬起至左側胸前，左手五指併攏伸直推出，右手空握拳放在右後腰部「合谷」對「京門」，左腳前進一步。同時，

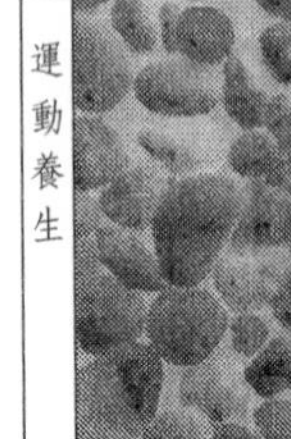

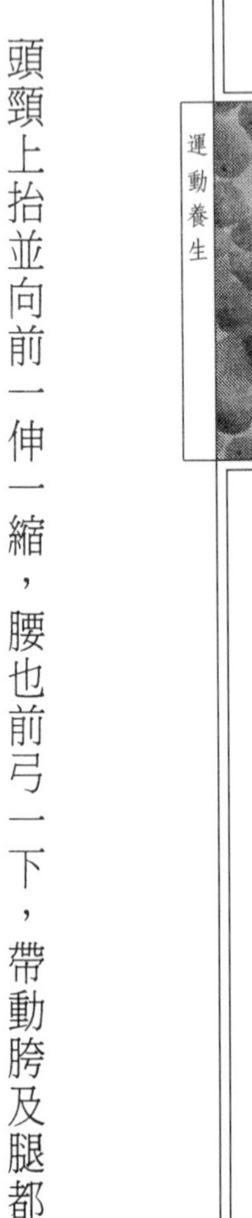

頭頸上抬並向前一伸一縮，腰也前弓一下，帶動胯及腿都前後顛動一次。

3. 第3拍：同第1拍動作，右腳前進一步。

4. 第4拍：同第2拍動作，左腳前進一步。

5. 第5拍：同第1拍動作，右腳後退一步。

6. 第6拍：同第2拍動作，左腳後退一步。

7. 第7拍：同第3拍動作，右腳後退一步。

8. 第8拍：同第4拍動作，左腳後退一步。

(1)

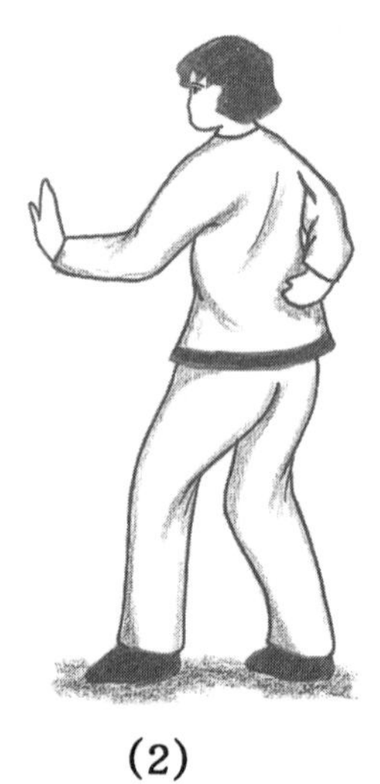

(2)

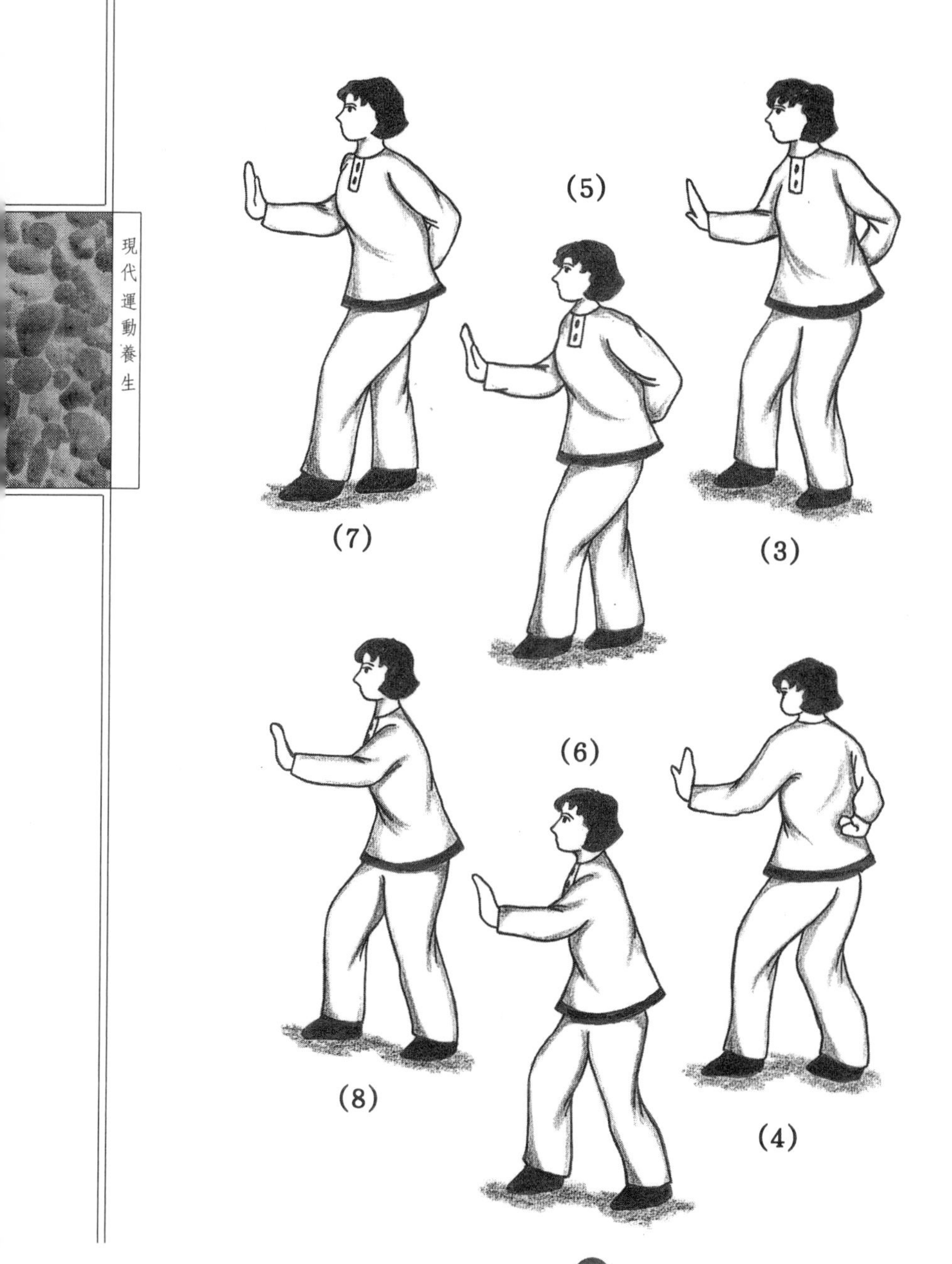
(7)
(5)
(3)
(6)
(8)
(4)

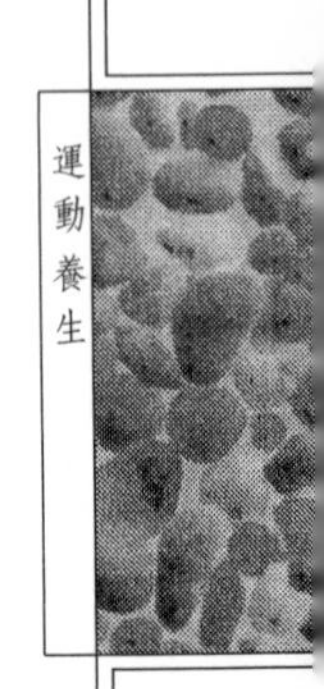

*頂天立地，雙手托按

1.第1拍：雙手從內側向外翻掌，上舉至「百會」上面，手心朝天，五指併攏，手指相對，兩臂及手向右擺動一次。同時，右腿屈膝，腳尖、腳跟都離地，再落地，腰、胯隨著向右擺動一次。

2.第2拍：接第1拍姿勢，兩臂及手向左擺動一次。同時，左腿屈膝，腳尖、腳跟離地，再落地，腰及胯隨之向左擺動一次。

3.第3、4拍：同第1、2拍動作。

4.第6拍：按第5拍姿勢，左臂上提後，左手手指併攏，手指向兩側，手心朝下，手臂上提後隨即下按一次，左腿屈膝，腳尖及腳跟離地，再落地，腰及胯隨之向左擺動一次。

5.第7、8拍：同第5、6拍動作。

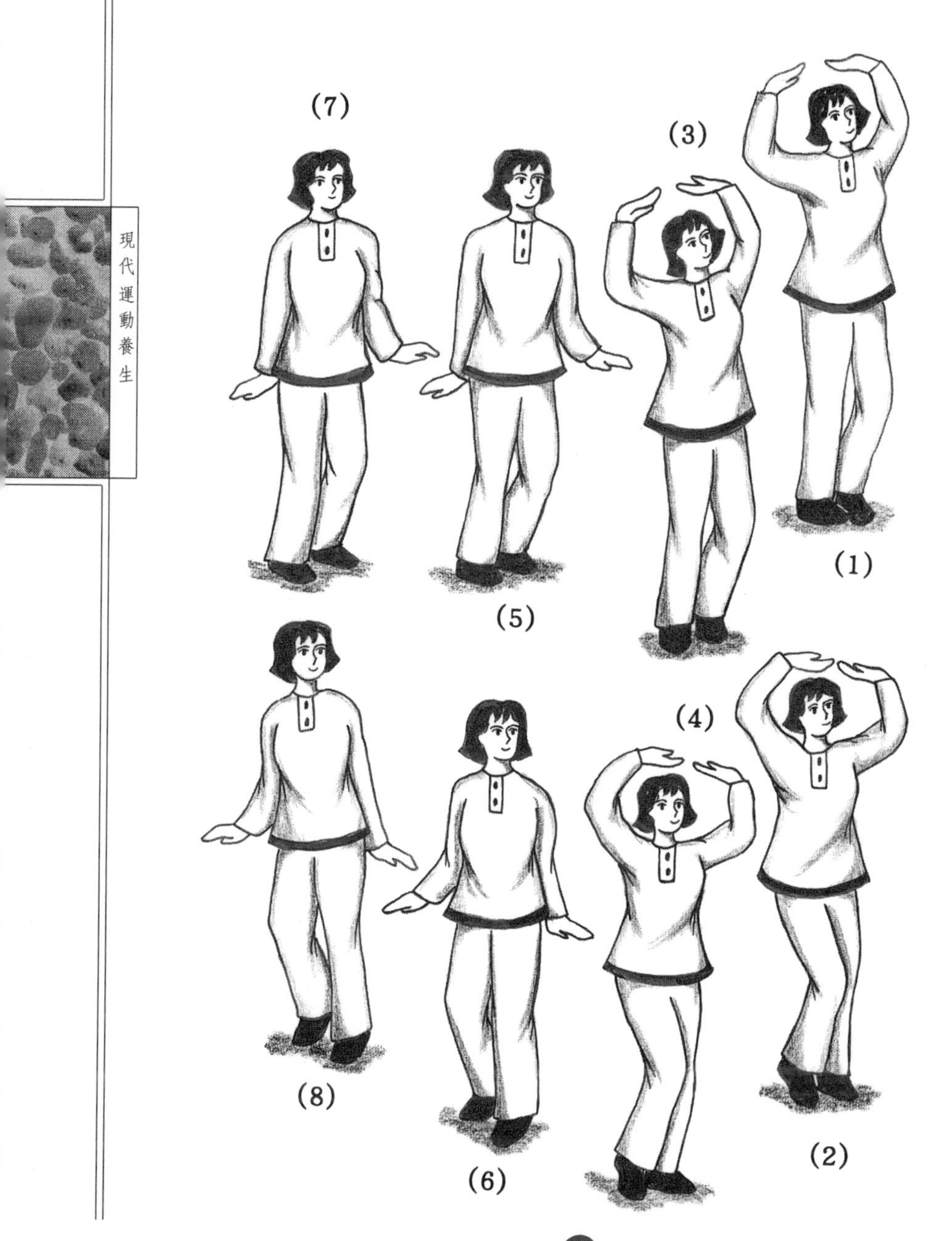
(7)
(3)
(5)
(1)
(4)
(8)
(2)
(6)

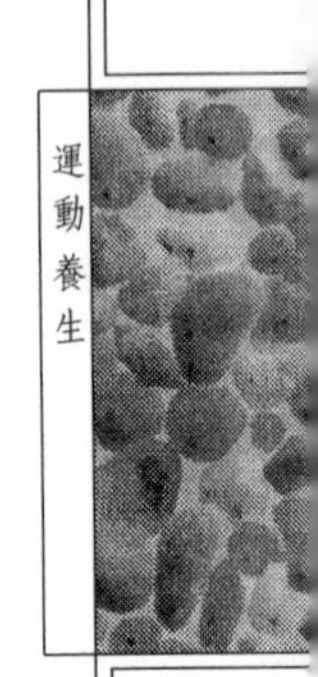

＊頭頸俯仰，目光跟隨

1.第1拍：左手手背叉腰，手心向外。右手手心朝前向外翻掌，上舉至「印堂」上方。同時，頭上仰。右腳後踏一步，腳尖點地，左腿彈動一下，兩眼看前上方。

2.第2拍：右手向內翻掌，手心朝上，下落至胃部（「中脘⑳」），頭頸下彎，眼看下方。同時，右腳前點一步，左腿彈動一下。

3.第3、4拍：同第1、2拍動作。

4.第5拍：右手手背叉腰，手心向外，左手手心朝前，向外翻掌，上舉「印堂」上方。左腳後點一步，腳尖點地一次，右腿彈動一下，兩眼看前上方。

5.第6拍：左手向內翻掌，手心朝上，下落至胃部。同時，頭頸下彎，眼看下方，左腳前點一步，右腿彈動一下。

6.第7、8拍：同第5、6拍動作。

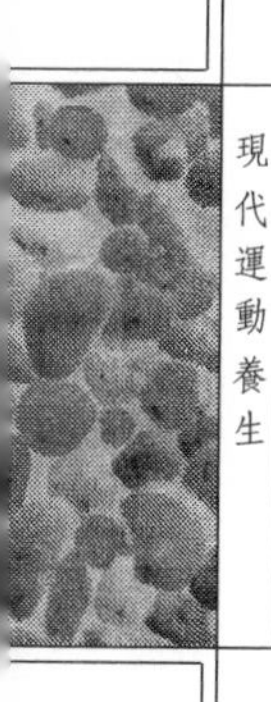

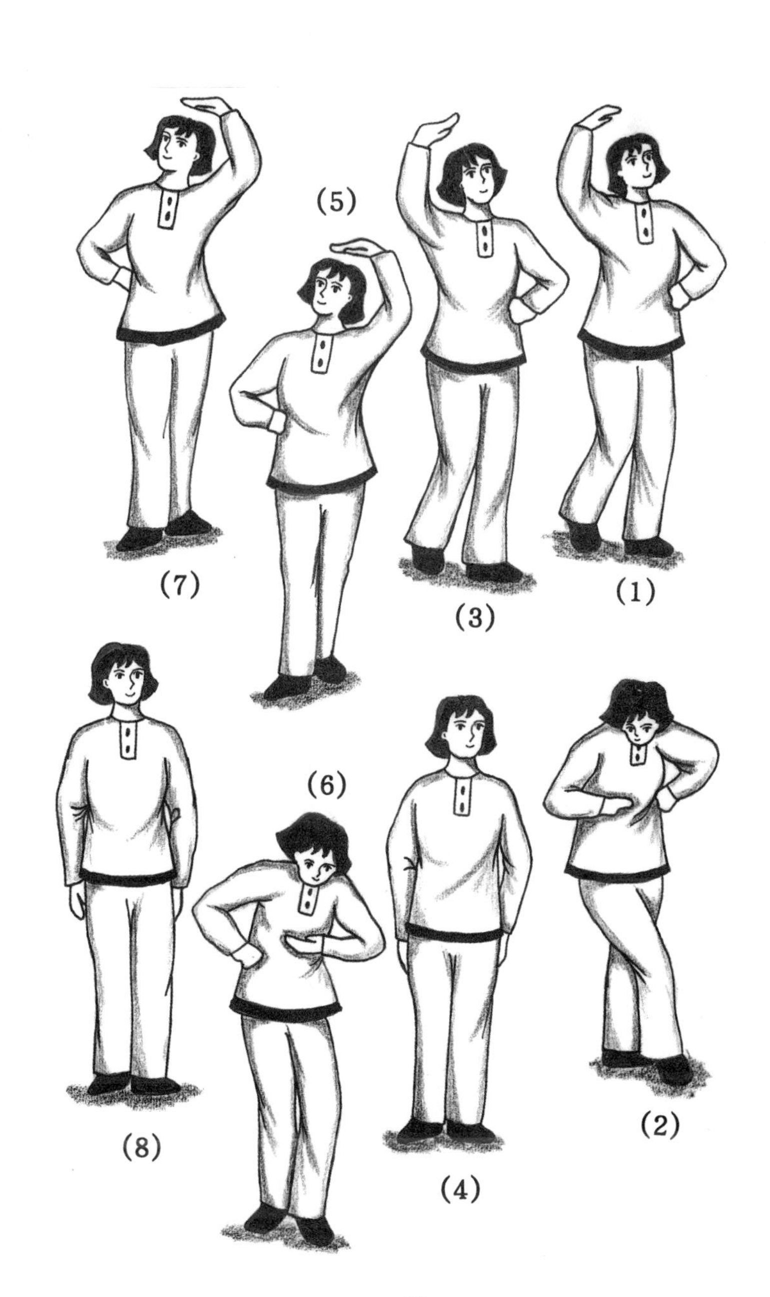
(5)
(7)
(3)
(1)
(6)
(8)
(4)
(2)

＊踮腳轉身，俯仰自如

1.第1拍：面朝前方。左腳實步站立。右腳在左腳前方交叉，腳尖點地。同時，兩手空握拳。左手上舉至左「頭維」，右手甩於左胯後，上身後仰，頭微仰起，眼看前上方。

2.第2拍：右腳抽回，踏到右斜後方，腳尖點地。同時，兩手仍空握拳。左臂甩至左胯後，右臂上舉至右頭上方，頭頸下彎，眼望下方，左腿彈動一下。

3.第3拍：右腳橫放踏步，右腳跟放在左腳尖前，右腳掌用力，轉身180度。同時，雙手仍握掌，屈臂在左右胯兩側自然擺動，保持身體平衡。

4.第4拍：兩臂下放至胯的兩側，雙手仍空握拳（此時，背朝起式的方向）。

5.第5、6、7拍：同第1、2、3拍動作。

6.第8拍：還原為起式的方向。

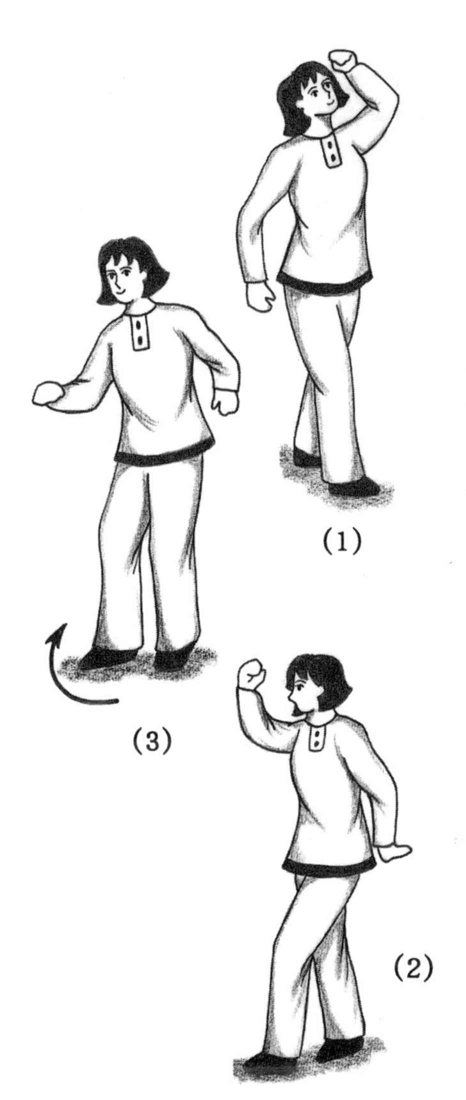

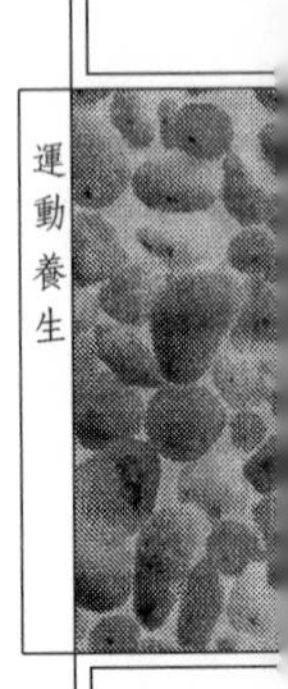

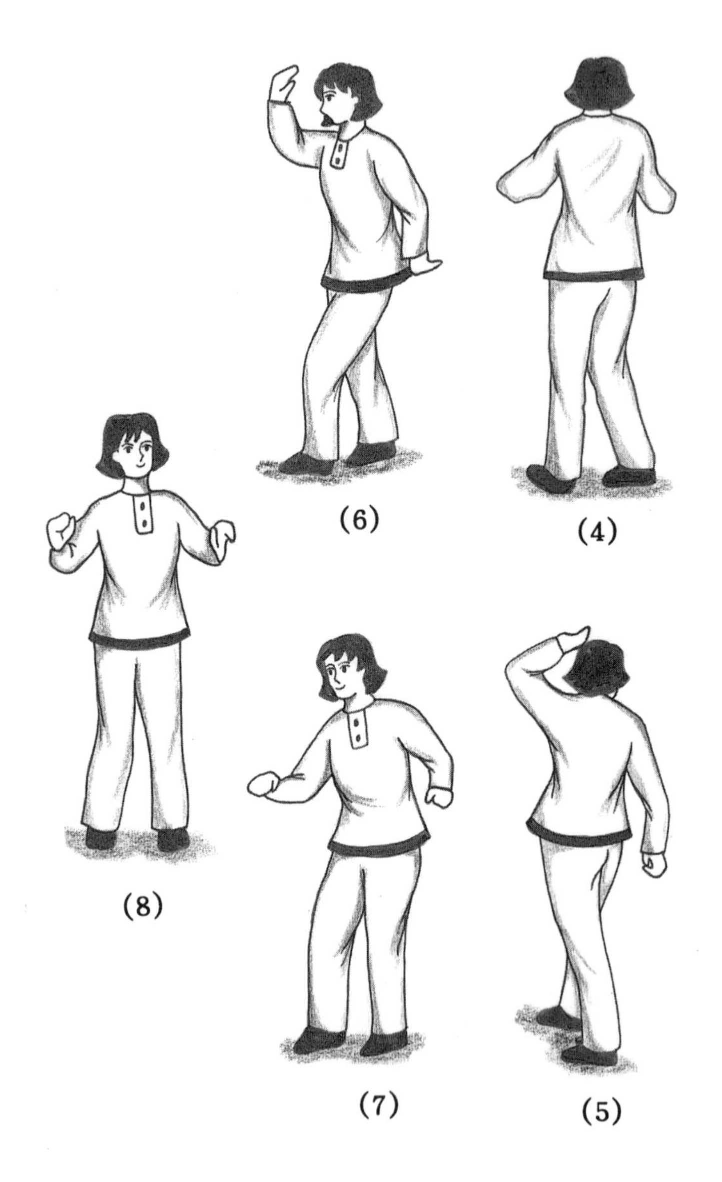

(6) (4)

(8) (7) (5)

＊左右搖船，腿臂彈動

1.第1拍：左手手背叉腰，手心向外。身體向左轉45度，面向左前方，右手空握拳，在右側劃動一次。同時，右腳提起，腳尖點地，左腳腳跟顛動一下，頭、頸、腰同時泳動一次。

2.第2拍：方向如第1拍。重複一遍第1拍動作。

3.第3拍：同第2拍動作。

4.第4拍：方向朝前，手腳還原。

5.第5拍：身體向右轉45度，面部朝前，換右手手背叉腰，手心向外。左手空握拳。右腳再右轉45度，面朝右斜前方。左手在左側劃動一次。同時，左腳提起，腳尖點地。右腳彈動一下，頭、頸、腰泳動一次。

6.第6、7拍：方向如第5拍。重複一遍第5拍動作。

7.第8拍：方向朝前。手腳還原。

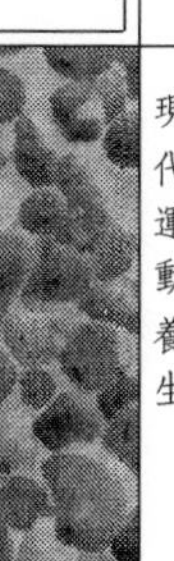

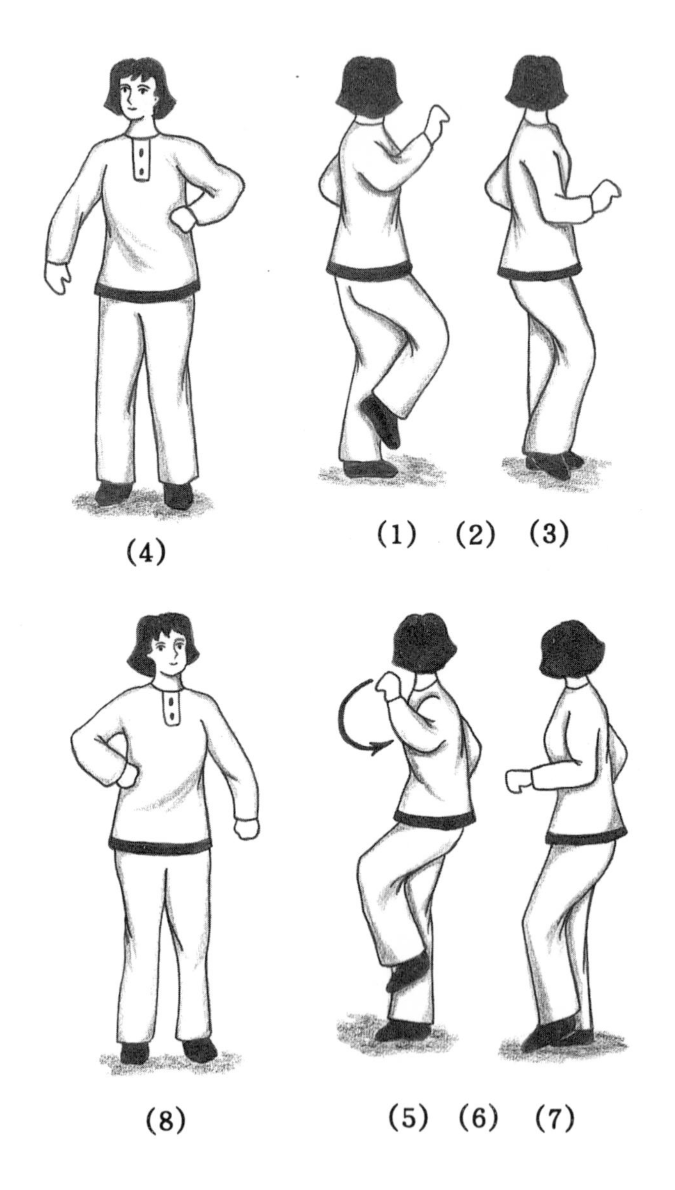
(4)
(1) (2) (3)
(8)
(5) (6) (7)

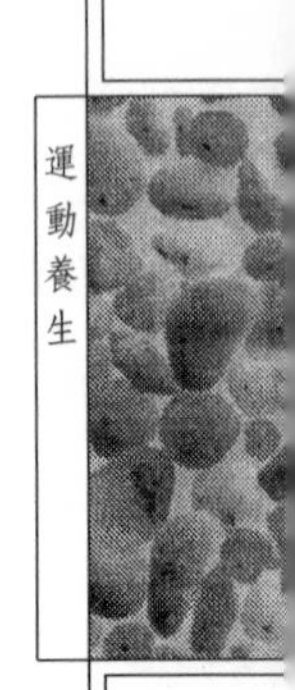

＊踢踏舞步，收腹運轉

1.第1拍：右腳腳掌滑跳至右斜前方，腳尖點地。左腳腳掌向左前方原地滑動一下，身體向左後傾斜，重心在左腿上。屈肘右臂與右腳同方位伸出，手空握拳。屈肘左臂在左側，手空握拳。面朝右前方，眼望右前方。

2.第2拍：右腳腳掌滑跳至左腳前方，與左腳成「1」字形，兩腿稍蹲，身體前傾，顛動一次。同時，屈肘雙手空握拳，自然擺向左右側，面朝前方。

3.第3拍：接上拍姿勢。收腹用勁，右腳掌用勁，從左腳前方踏回原位，雙腳彈跳一下，雙手空握拳。隨著腳的彈跳，也在左右兩側下沉顛動一次，腰胯均顛動一次。

4.第4拍：同第1拍動作，但換成左腳腳掌滑跳至左斜前方，腳尖點地。同時，右腳腳掌向右前方原地滑動一下，身體向左後傾斜，重心在右腳上。屈時左臂與左腳同方位伸出，手空握拳。屈肘右臂在

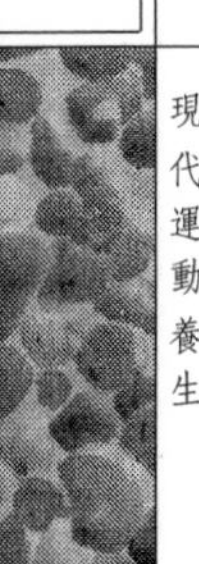

右側，手空握拳。眼望左前方。

5.第5拍：左腳腳掌滑跳至右腳前方，與右腳成「1」字形，兩腿蹲，身體前傾，顛動一次。同時，屈肘雙手空握拳，自然擺向左右兩側，面朝前方。

6.第6拍：同第3拍動作。收腹用勁，左腳腳掌用力，從右腳前方踏回原位，雙腳彈動一下，雙手空握拳，隨著腳的彈動，也在左右兩側下沉顛動一次。

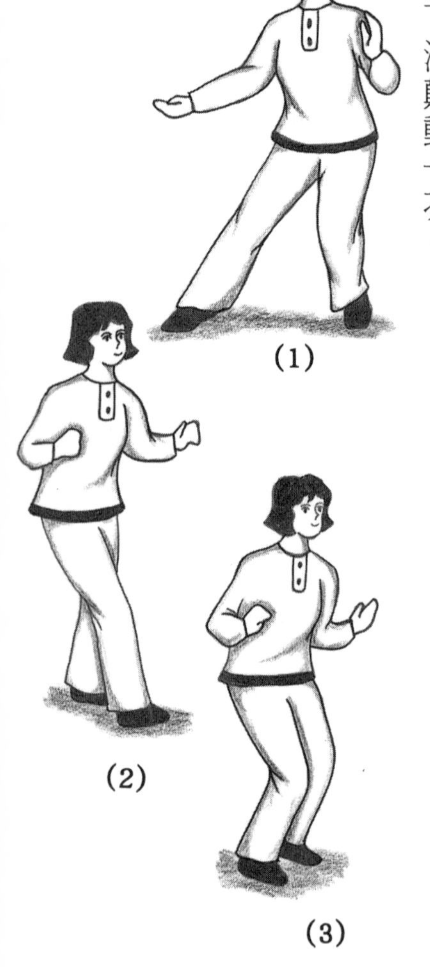

(1)

(2)

(3)

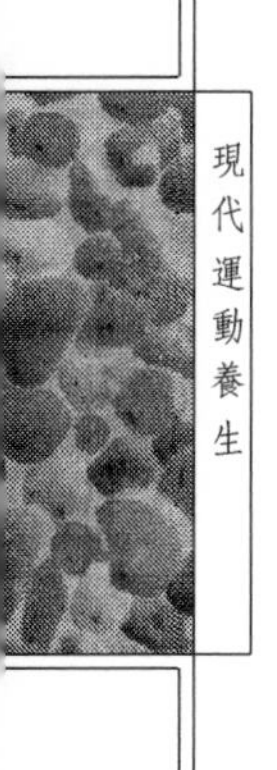

(4)

(5)

(6)

*舞步踢毽，左右跳躍

1.第1拍：兩手在體側自然擺動，左腳向左跨半步。

2.第2拍：右腳從左腳前交叉，向左跨半步，兩手臂在體側自然擺動。

3.第3拍：左腳抽出，向左跨半步，兩手臂在體側自然擺動。

4.第4拍：右腳向前跨半步。同時，左腳在右大腿下雙腳跳躍踢毽一次，兩眼看左腳後跟。兩手臂在體側自然擺動。

5.第5拍：左腳下落在右腳後，兩手臂在體側自然擺動。

6.第6拍：右腳向右跨半步。兩手臂在體側自然擺動。

7.第7拍：左腳從右腳前交叉，向右跨半步。兩手在體側自然擺動。

8.第8拍：右腳抽出，向右跨半步。

9.第9拍：左腳在右腳前交叉，隨即雙腳跳躍踢毽一次。兩眼看右腳後跟。

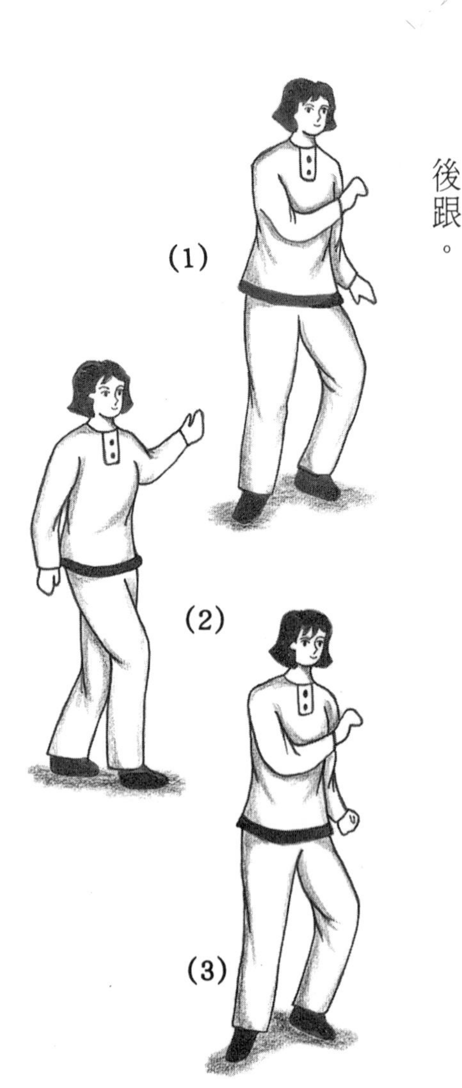

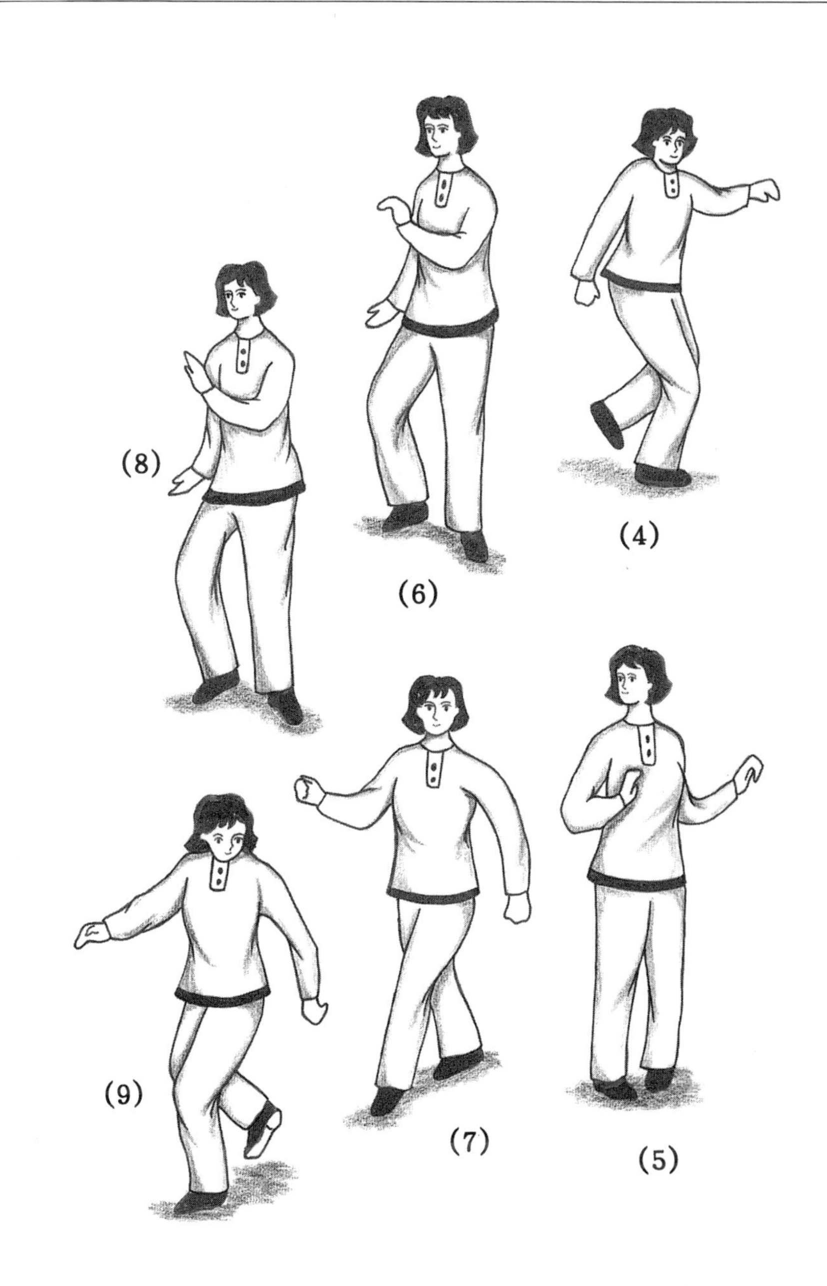
(8)
(6)
(4)
(9)
(7)
(5)

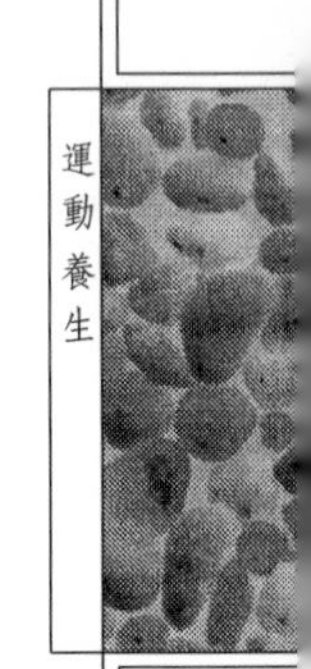

＊人步滑動，腕臂開合

1.第1拍：兩腳自然站立，中間隔二寸左右。雙手空握拳，拳心向下，自兩側抬起至胸前，兩拳相對。同時，雙腳腳尖相對滑成「人」字形。面朝前方，略帶微笑。頭、頸隨腳動稍有顛動。

2.第2拍：屈肘的雙臂和空握拳的雙手，自胸前分開。拳心向上，分至左右兩側，仍屈肘。同時，雙腳腳尖分開向右滑成倒「人」字形。面朝前方，略帶微笑。頭、頸隨腳動稍有顛動。

3.第3、4、5、6、7、8拍：分別同第1、2、3、4、5、6拍動作，向右滑成「人」字形。

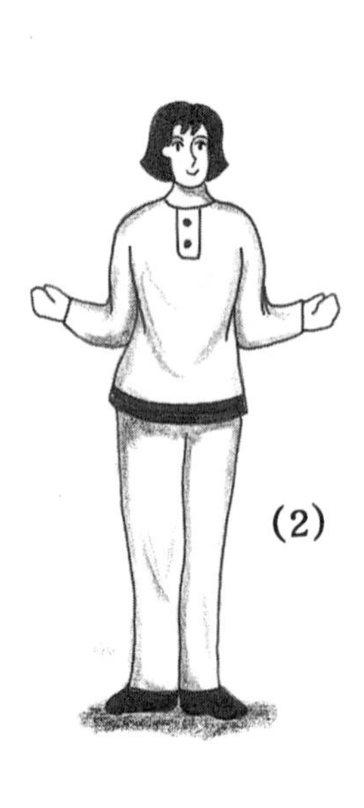

(1)

(2)

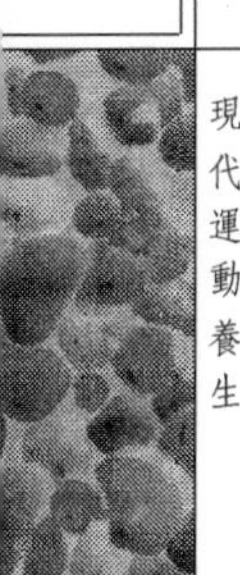

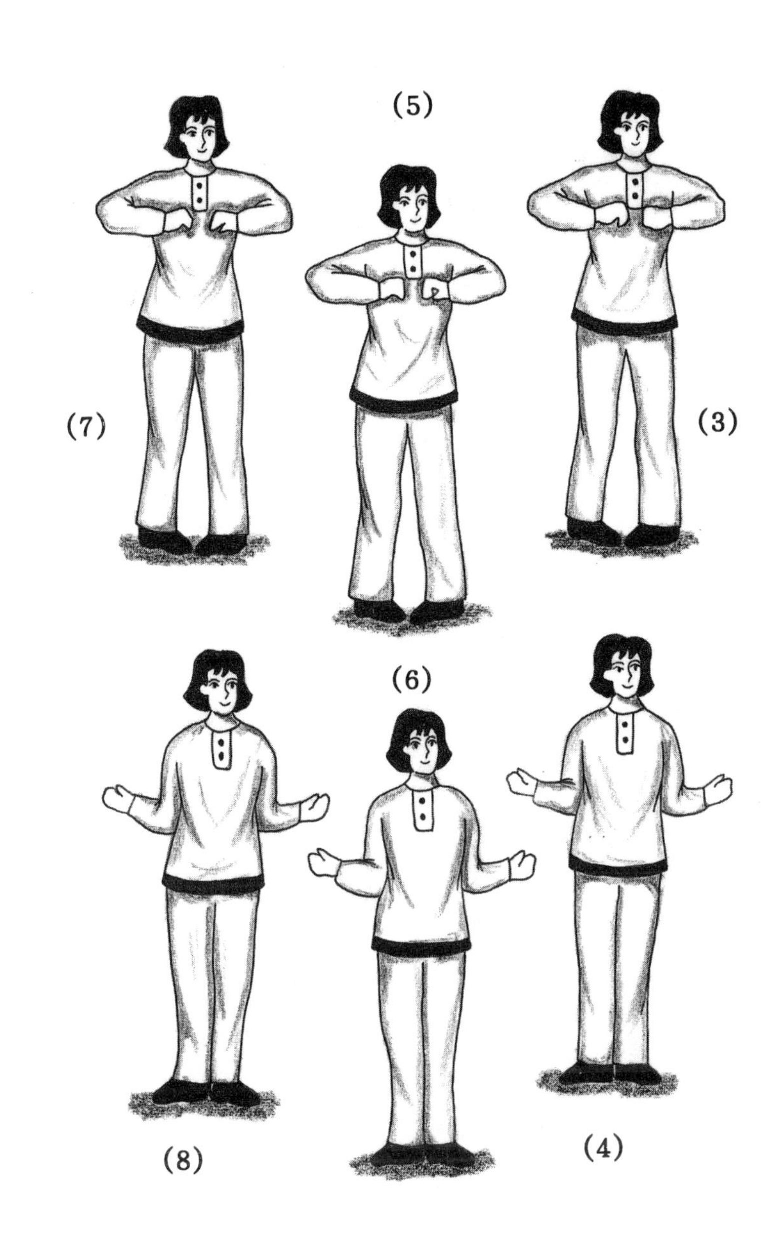
(5)
(7)
(3)
(6)
(8)
(4)

＊頭頸轉動，健美舞步

1.第1拍：兩腳平行站立。兩手空握拳，屈肘抬起，拳心對雙肩，略高於肩。面朝前方。

2.第2拍：右腳原地踏跳一步，右胯向左轉擺一次，頭部隨腳跳而輕輕彈動，面帶微笑。

3.第3拍：接第2拍動作。右腳在左腳旁，同方位踏跳一步。面朝前方，帶微笑。

4.第4拍：接上拍動作。左腳在右腳旁踏跳一步，面朝前方，帶微笑。

5.第5拍：右腳向右踏跳一步，體轉90度，面、腳均朝前方，面帶微笑。

6.第6拍：左腳與右腳同方位跳一步，面朝前方，帶微笑。

7.第7拍：接上拍動作，右腳向右踏跳一步，身體向右轉60度，面仍朝前方，帶微笑。

8.第8拍：左腳在右腳旁踏跳一步，面朝前方，帶微笑。

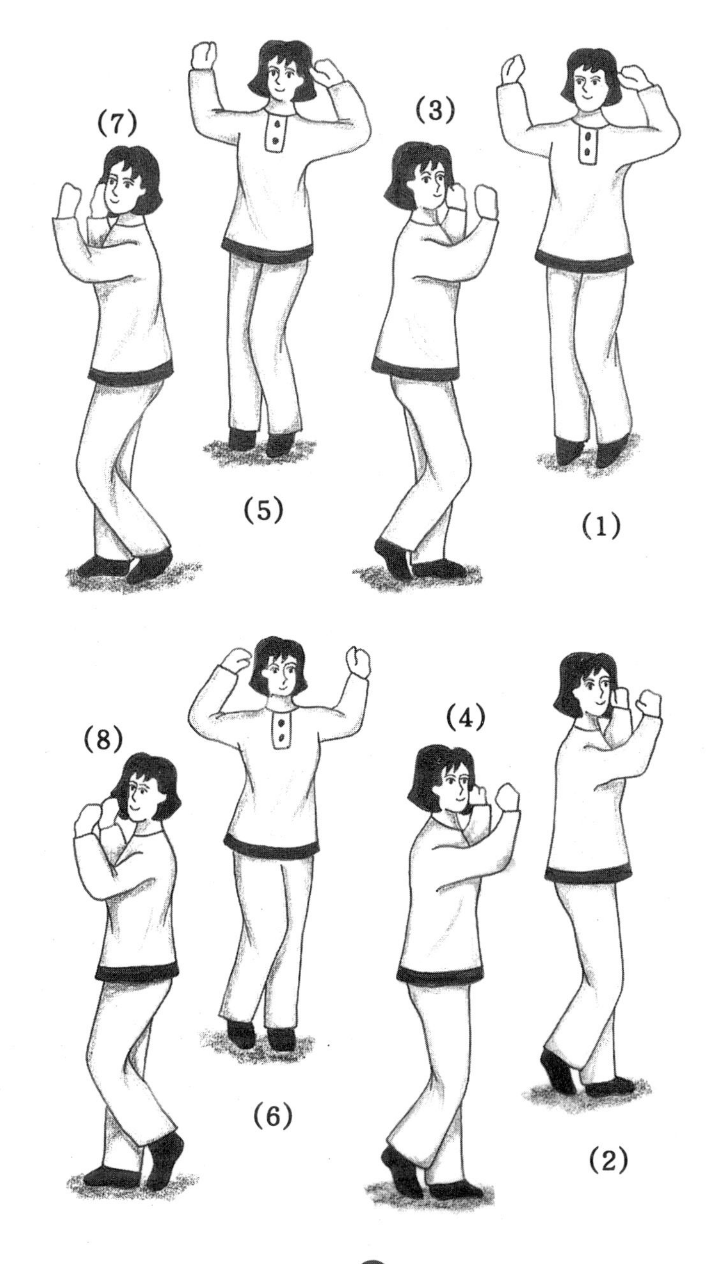
(7)
(5)
(3)
(1)
(8)
(6)
(4)
(2)

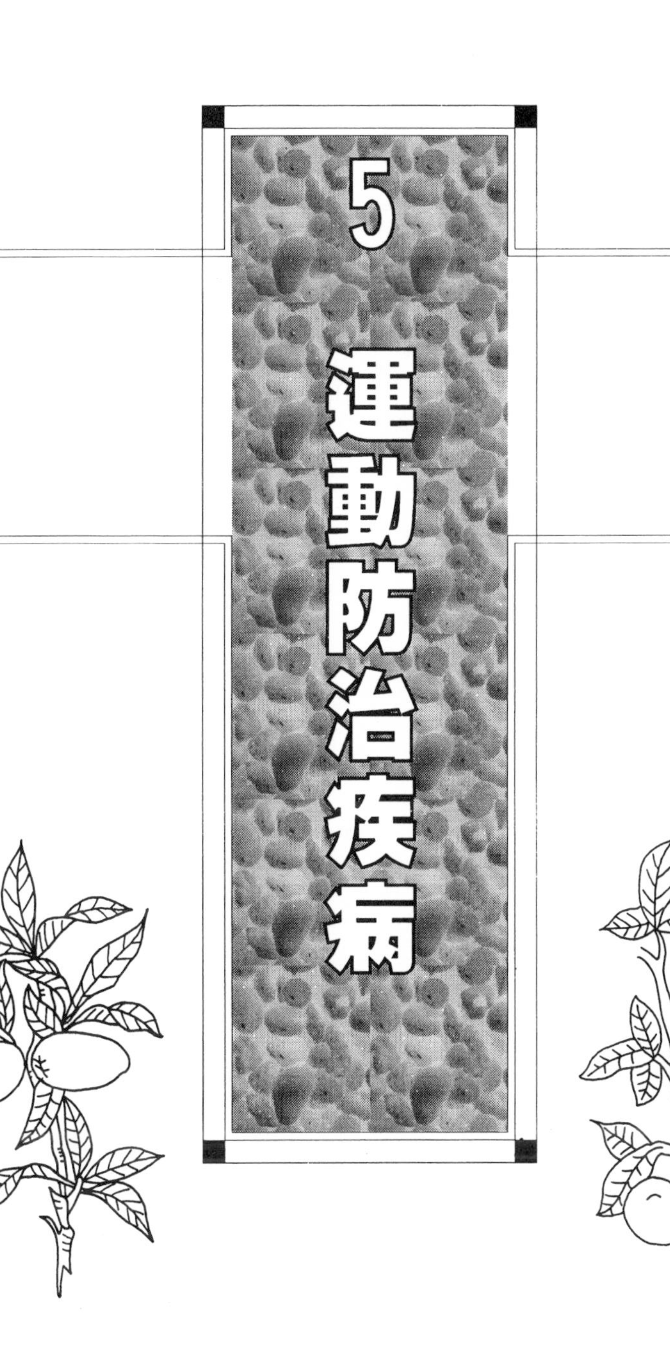

5 運動防治疾病

強度適中防衰老

◇現代醫學証明，老年期是臟腑組織功能衰退的時期

一般認為，60歲以上為老年期，在老年期人體可以出現以下一些變化：心輸出量減少、血流緩慢、呼吸功能減弱、肺活量降低、骨骼變脆、肌肉逐步萎縮、韌帶鬆弛變長、反應遲鈍、行動不靈活等。

◇強度適中是老年人運動養生的首務

如前所述，堅持適當的運動鍛練，有助於提高心肺的功能，改善體內物質代謝，從而延緩人體老化的速度。但從老年人的生理和病理的特點來看，運動養生時須注意：

＊強度適中　老年人參加體育鍛練，首先應注意選擇適宜的運動量。一

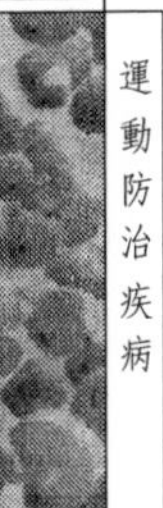

般可根據個人的身體狀況，選擇中等或較小的運動量。剛開始運動時，老年人應從較小的運動量開始，切忌缺乏自知之明，操之過急，反而對身體帶來不利的影響，損害了健康；但也不能過於小心翼翼，象徵性的活動幾下，不能達到鍛練作用。

＊項目適宜　老年人的鍛練項目一般以增強心、肺功能的跑步或散步為主，並結合一些全身性鍛練項目，如太極拳、八段錦、練功十八法、健身操等。老年人可根據個人的身體條件及愛好從上述運動方法中選擇1～2項進行鍛練，沒有必要採用很多種的運動方法。

＊配合醫治　在開始運動前，應當先請醫生檢查身體，以了解身體素質，對運動的承受能力等。醫生會根據你的身體狀況，建議你從事什麼樣的運動以及規定適當的運動量，這種檢查可每半年或一年進行1次。在疾病治療期間，如果想參加體育鍛練，應在醫生指導下進行。在鍛練過程中如果出現胸痛、憋氣、呼吸困難、噁心、嘔吐、眩暈等，這是運動過度，應立即停止運動鍛練，必要時也要請醫生診治。

總之，老年人宜常久活動，但不可過量，要科學的、合理的安排自己的運動時間、項目、運動量等等。

運動防治肺氣腫

◆肺氣腫，慢性支氣管炎的進一步發展

有這樣一些病人，得了氣管炎，咳嗽，咯痰，未能及時徹底治療，多年以後，發病越來越頻繁，症狀越來越嚴重，每次發病的時間也越拖越長，於是慢慢的出現了氣短氣急的現象。隨著病情的發展，氣短氣急的症狀不斷加重，開始可能只是在勞動、上樓或是快步走路時才有感覺，隨後卻連日常穿衣講話都覺得氣短，其實，此時慢性氣管炎已逐漸發展到肺氣腫了。

現代醫學也証明，慢性單純性支氣管炎、慢性喘息性支氣管炎、支氣管哮喘久治不癒，會逐步出現肺氣虛弱，肺組織彈性減退，肺內積存大量

殘質空氣，肺活量減少，而產生肺氣腫的病變，表現為平時呼吸比較表淺，時常有氣喘，運動或勞動後氣喘加重，到了晚期心臟功能受累，則又可發展為肺源性心臟病。

◇運動方法是防治肺氣腫的有效措施之一

防治肺氣腫，目前尚無理想的方法，一般採用消炎、祛痰、平喘等藥物以控制急性發作期的症狀。至於呼吸功能的恢復，則主要通過運動鍛練以增強身體的抵抗力。

另外在肺氣腫早期尤其是慢性支氣管炎階段，也可採取相應的鍛練方法，如散步、健身操、簡化太極拳、易筋經等，如條件許可，還可以參加旅行、郊遊、登山、游泳等運動。總之，不管採取何種運動方式，總以腹式呼吸為主，同時要加強膈肌運動，以改善肺通氣的狀況。

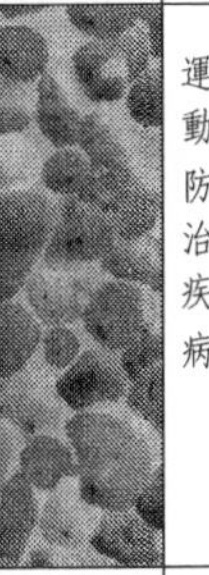

◇腹式呼吸是防治肺氣腫最基本的運動手段

腹式呼吸一般有四方面的要領，首先要放鬆肩背，即採取較舒適的體位，特別是頸和肩背的肌肉都要放鬆；然後先呼後吸，呼氣時把肺內的廢氣儘可能排出去，吸氣時橫膈下沉，腹壁「吸鼓」，以吸入更多的新鮮空氣；且呼氣時用口，把氣體從口內慢慢吹出，吸氣時通過鼻孔，這樣空氣中的灰塵可被鼻毛過濾和鼻腔粘膜的分泌物所粘住。乾燥寒冷的空氣被吸入時，也可經鼻粘膜的加溫和濕潤作用後，減輕對氣管的刺激。

最後，在練習時呼氣比吸氣長一些，要逐步把呼氣延長到吸氣的1～2倍，但是決不能為了延長呼氣而過分用力以致出現閉氣。每分鐘的呼吸最好是6～8次，細呼深吸，這樣可以最大限度節約能量消耗和增加肺泡通氣量，從而改善肺泡的腫脹情況，增加心肺的循環。腹式呼吸白天可以隨時練習，宜早晚進行。開始時，不能次數太多，否則易出現頭暈，一般以10次左右為準。

運動防治肩凝症

◇肩凝症，相當於現代醫學的肩關節周圍炎

肩凝症，以肩部疼痛，逐步加重，上肢活動受限為其特點，中醫又稱之為「凍結肩」、「漏肩風」。多好發於50歲左右的人，相當於現代醫學的肩關節周圍炎。

◇運動鍛練是防治肩凝症的輔助手段

中醫對肩凝症的治療，一般通過針灸、推拿，結合適當的藥物，以緩解局部的疼痛，輔以體育運動，以促進肩關節功能的恢復。肩關節周圍炎功能鍛練的三個動作是：展翅（圖1）、托天（圖2）、摸肩搭背（圖3）。可每日早、中、晚各鍛練1次，每次每個動作重複練習15～20遍。

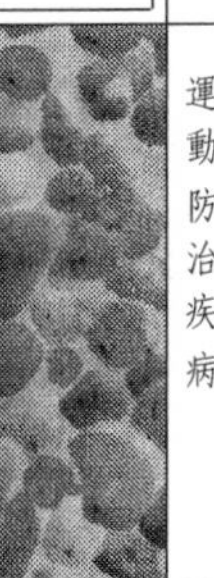

◆肩凝症輔以運動療法，貴在循序漸進

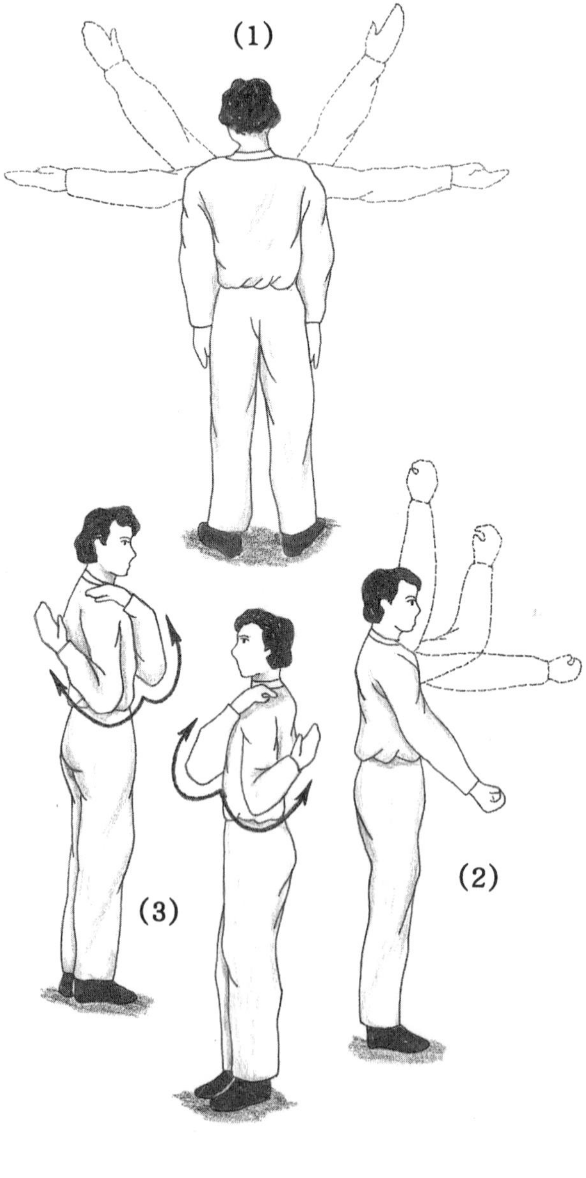

肩凝症以肩關節部位疼痛為主，運動鍛練時，動作幅度和速度宜由小

(1)

(2)

(3)

逐漸加大，由慢逐漸加快，以疼痛忍受為度，但也不能因為疼痛而放棄運動，否則肩關節凍結越來越重。所以在實施運動療法時，宜遵循循序漸進、持之以恒的原則。另外，對於體質虛弱引起的肩關節周圍炎，應在採用運動療法的同時注意飲食合理，營養充足，必要時輔以補益藥如人參、黃芪等以強壯機體，促進療效。

運動防治肥胖病

◆肥胖，人體脂肪的過多堆積

肥胖病係人體脂肪積聚過多所致，其原因一般有外因性與內因性兩種。外因性肥胖是因進食過多、缺少運動等因素所致；內因性肥胖則是因為腦垂體、性腺、甲狀腺機能低下等因素引起。肥胖病人一般以體重超過正常體重的20％為主要根據。過多的脂肪一般積聚於皮下腹腔，同時也沉積於

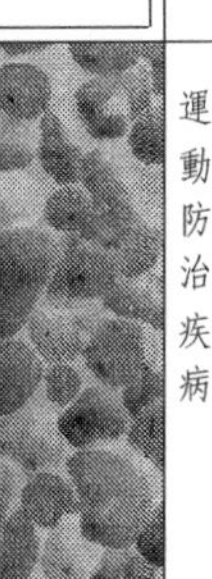

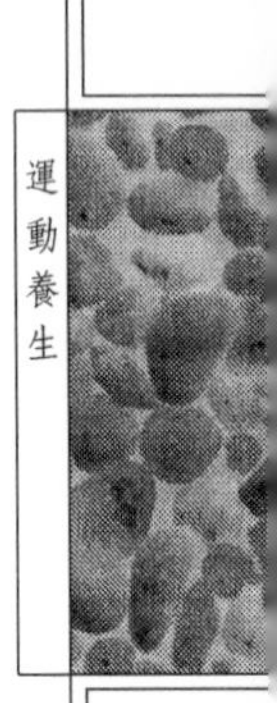

心臟、血管和肝臟等主要臟器中，這樣容易引起冠心病、高血壓、糖尿病、脂肪肝等合併症，從而嚴重影響身體健康，甚至縮短壽命。

◇體育活動是預防和減肥的最有效方法

近年來，國內外報導一致認為，適當控制飲食和進行體力運動是預防和減肥的最有效方法。運動之所以能減肥，首先是因為運動能良好的作用於神經內分泌系統，恢復它對新陳代謝的正常調節，使之產生消耗脂肪的刺激，進而促進脂肪代謝，減輕肥胖。此外，運動還能幫助消耗體內的脂肪和糖。

當肌肉運動時，由於肌肉對血液內的游離脂肪酸和葡萄糖利用率增高，一方面使脂肪細胞釋放出大量的游離脂肪酸，使脂肪細胞縮小變瘦，另一方面使多餘的糖被消耗而不能轉變為脂肪，因而減少了脂肪的形成。肌肉運動的強度愈大，而要的熱量就愈大，消耗的脂肪和糖也愈多。

當然，運動還能加快周圍血液向心臟回流，減輕心臟的負擔，加強心臟功能，由於肥胖者容易併發心血管系統疾病，所以這種良好的作用在某種意義上來說，比減肥更為重要。運動還有助於提高肺活量，改善肥胖者腹腔臟器的活動功能，加快多餘脂肪的氧化燃燒，這對肥胖者減肥都是非常有益的。

◇肥胖者鍛練，宜合理選擇運動項目

可供肥胖者選擇的運動項目一般有健身操、太極拳、健美運動、長跑、游泳、球類等。但肥胖者的運動鍛練，根據體力和心血管系統情況，一般分強、弱兩組。體力較好，無心血管系統器質性病變者可參加強組鍛練，體力較差和合併有冠心病、高血壓等病的肥胖者宜參加弱組鍛練。根據國內外資料研究証明，肥胖者可依據下列方法選擇運動項目。

＊耐力性運動鍛練　廣泛採用的項目有中速和快速步行、慢跑步、騎自行車、游泳等，其中步行和慢跑不需要任何設備和條件，鍛練尤其方便。鍛練時要循序漸進，速度應逐步加快。以步行、慢跑為例，強組者可由每

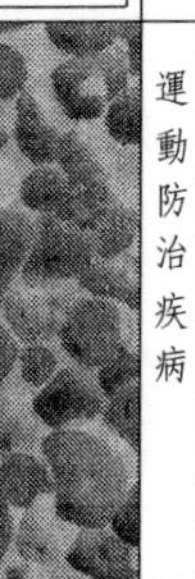

小時跑五千公尺逐漸加快到七千公尺，弱組者主要採用一般速度的步行；步行和慢跑的距離也應逐步延長，一日可達數公里，可一次或分幾次完成。這種耐力運動訓練能加速體內有氧的新陳代謝，故也稱有氧訓練，它可以幫助多餘的脂肪燃燒，也有利於心血管系統的活動。

＊力量性運動鍛練　適宜於強組者的項目有：仰臥位的腹肌運動，如雙直腿上抬運動、直腿上下打水式運動、仰臥起坐等，可減少腹部脂肪；俯臥位的腰背肌和臀肌運動，如雙直腿後上抬運動，頭、肩、腿同時後抬的「船形」運動等，能減少腰背和臀部脂肪；不同重量的啞鈴操可減少胸部和肩帶的脂肪。弱組主要採用保健操，讓全身的肌肉都參加運動，同時還可配合進行呼吸運動。

＊球類運動　這類運動把耐力訓練和力量鍛練結合起來，運動量比較大。常可採用乒乓球、羽毛球、排球、籃球、醫療實心球運動等。運動的形式，強組可進行一些不太劇烈的友誼比賽，弱組主要採用非比賽形式。

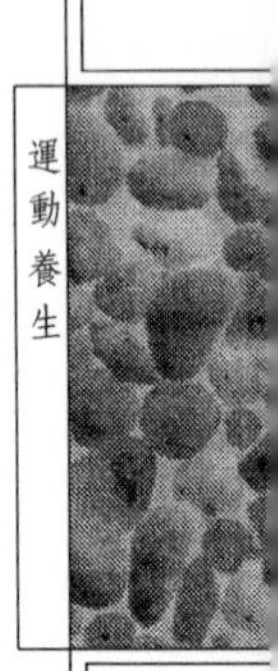

◇肥胖者鍛練，宜科學選取運動量

肥胖者進行運動鍛練的運動量是一個很重要的問題，如果運動量小，則達不到減胖和治療的目的；如果運動量太大，則會發生不良反應，甚至出現副作用。那麼多大強度的運動量才算合適呢？國內外一些學者認為，一般中等強度的運動量比較合適。

測定運動強度的大小，一般用運動中消耗氧氣的數量（簡稱最大耗氧量）為100%，那中等強度的運動量則為最大耗氧量的50～60%。這在實際鍛練中又如何掌握呢？由於耗氧量與心跳次數（即心率）成正比關係的，因此只要在鍛練中測量自己的脈搏，即可知道運動量是否合適。測定的方法：當運動一停止，即測10秒鐘的脈搏數再乘以6，得到的便是運動後一分鐘的脈搏數。

根據實踐觀察一般中等強度的心率應為每分鐘110～130次，小強度為85～105次。患者在開始鍛練時，應由小強度逐步過渡到中等強度，年老體弱、

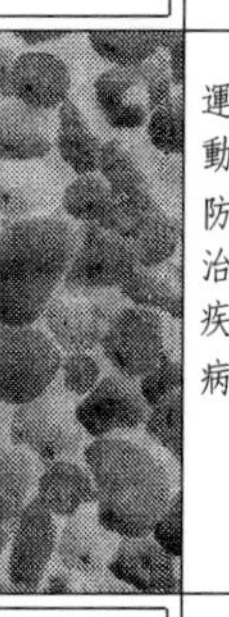

合併有心血管系統疾病者，一般以小強度的運動量為宜。

另外，由於過度肥胖的病人在運動時，往往會引起呼吸困難及出現其他不適的症狀，不能因此而停止，必須持之以恒。這是取得理想效果的關鍵。而且採用運動方法防治肥胖病，必須要有持久而合理的限制飲食來配合，這樣才能有效的消除患者新陳代謝調節過程中的障礙。

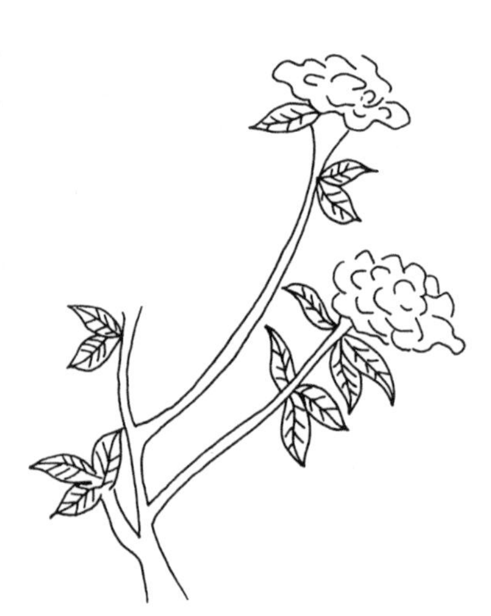

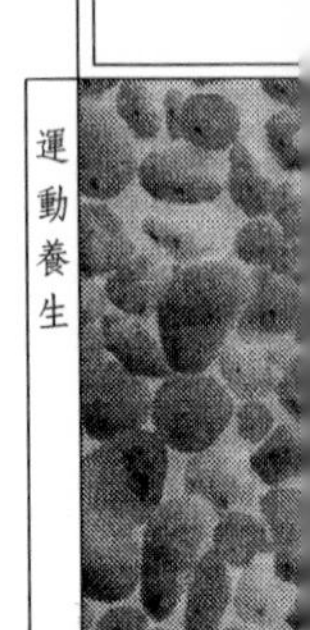

註：

①六淫

風、寒、暑、濕、燥、火六種病邪的合稱。淫，邪也，過也，甚也。泛指「六氣」的太過、不及或不應時而有，成了致病的邪氣，屬於外感病的一類病因。六淫不但影響人體對氣候變化的反應性，並可助長病原體的繁殖，故實際上包括著一些流行性病和傳染病的病因。六淫致病，或從口鼻，或從肌膚侵犯人體，皆自外而入，而出現「表」的病證，故又稱外感六淫。發病有較明顯的季節性，如春季多風病，夏季多暑病，長夏（農曆六月）多濕病，秋季多燥病，冬季多寒病等。

②七情

①指喜、怒、憂、思、悲、恐、驚等精神情志變化的七種表現，是對外界事物的反映。作為致病因素，是指這些精神活動過度強烈和持久，影響臟腑氣血的功能；或內臟先發病變，進而影響精神活動。②指藥物配伍的七種不同作用。即「單行」、「相須」、「相使」、「相畏」、「相

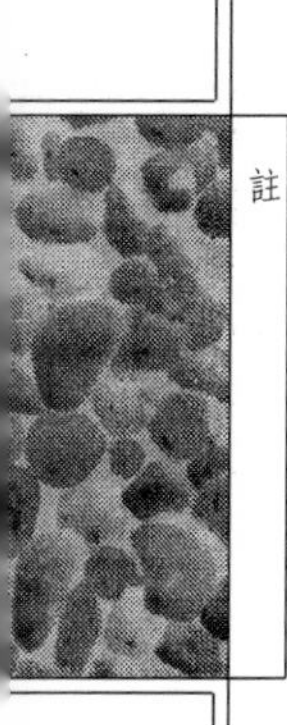

惡」、「相殺」、「相反」等，也稱「七情」（見《神農本草經》）。

③氣為血歸

氣血的運行，保持著相互對立、相互依存的關係。氣為陽，是動力；血為陰，是物質基礎。營血在經脈中之所以能不停地運行周流全身，有賴於「氣」作為它的動力。氣行血亦行，氣滯血亦滯，所以說「氣為血歸」。但「氣」必須依賴營血才能發揮作用，所以又有「血為氣母」的說法。它們的關係是：血液營養組織器官而產生機能活動，而機能的正常活動又推動了血液的運行。氣血的運行，也體現了「陰陽互根」的道理。

④氣滯

指體內氣的運行不暢，於某一部位產生阻滯的病理。臨床表現主要是局部出現脹滿或疼痛的症狀。氣滯久則可引起血瘀，形成「氣滯血瘀」，使局部的疼痛加劇（刺痛拒按），甚則結成腫塊或腐損肌肉。

⑤心腎不交

指心陽與腎陽的生理關係失常的病變。心居上焦，腎居下焦。正常情況下，心與腎相互協調，相互制約，彼此交通，保持動態平衡。如腎陰不足或心火擾動，兩者失去協調關係，稱為心腎不交。主要症狀有心煩、失眠、多夢、怔忡、心悸、遺精等。多見於神經官能症及慢性虛弱病人。

⑥吐故納新

是利用深呼吸和有意控制意念使精神安定下來以進行保健（即所謂「養生」）和治病的一種方法。

⑦陰平陽秘

陰氣平順，陽氣固守，兩者相互調節而維持其相對平衡，是進行正常生命活動的基本條件。《素問・生氣通天論》：「陰平陽秘，精神乃治。」

⑧膈

即橫膈膜，由此分胸腹腔，為心肺與胃腸的分界。中醫認為膈的作用可以遮隔胃腸消化飲食所產生的濁氣，不使濁氣上熏心肺。通常膈隨著呼吸而升降運動，十二經脈中，有很多經脈是上下貫串膈膜的。

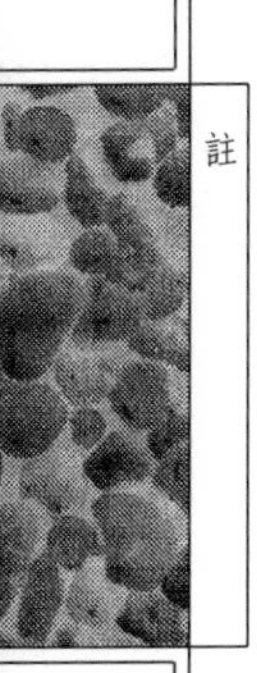

註

⑨三陰

①太陰、少陰、厥陰三經的總稱。其中包括了手三陰和足三陰，實際上是六條經脈。在六經辨證上，三陰病係指病邪在身體深部或五臟有病。②太陰經的代稱（《素問・陰陽別論》王冰注）。按照傷寒病由表傳裡的發病次序，在三陰經中太陰經首先發病，故稱三陰；其次是少陰經，叫做「二陰」；再次是厥陰經，叫做「一陰」。③足太陰脾經的代稱（《素問・陰陽別論》馬蒔注）。

⑩尾閭

又名尾骶、骶、骶端、橛骨、窮骨，位於脊椎骨的最下段，上連骶骨，下端游離，在肛門的後方。

⑪三焦

六腑之一。分「上焦」、「中焦」和「下焦」。從部位而言，上焦一般是指胸膈以上部位，包括心、肺在內；中焦指膈下、臍部以上部位，包括脾、胃等臟腑；下焦指臍以下部位，包括腎、膀胱、小腸、大腸（從病理生理的角度，還包括部位較高的肝，故下焦往往肝、腎並提）。

⑫**痺**

指由風、寒、濕等，所引起的肢體疼痛或麻木的病。

⑬**消食導滯**

是消除食滯恢復脾胃運化功能的方法。適用於傷食初起，而有脘腹脹悶，噯出食物腐臭氣味，有時腹痛或嘔吐泄瀉，舌苔厚膩而黃，脈滑。用保和丸（山楂、神曲、半夏、茯苓、陳皮、連翹、萊菔子）。

⑭**活血化瘀（祛瘀生新、活血生新、化瘀行血）**

是祛除瘀血、流通血脈的方法。血液由於阻滯而變為瘀血，必須去除，才能使血脈流通，消除病態。本法分為「溫化祛瘀」、「破瘀消癥」、「祛瘀消腫」等。

⑮**解痙（鎮痙）**

解除震顫、手足痙攣（抽搐）及角弓反張（項背強硬向後反張如弓狀）等症，叫做「解痙」，即熄風法。

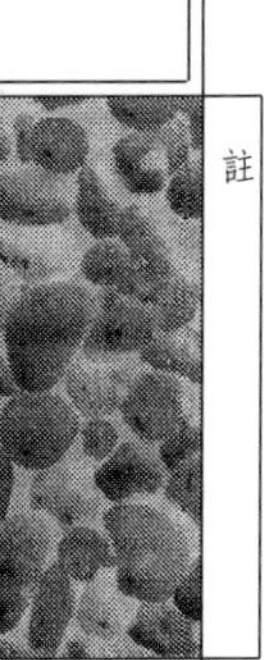

⑯**祛風**

是利用藥物疏散風邪的作用，以疏散經絡、肌肉、關節間留滯的風邪的方法。風有外風、內風的區別。內風應平熄，外風應祛散。祛風法適宜於外風。分為「祛風除濕」、「疏風泄熱」、「祛風養血」、「搜風逐寒」等法。

⑰**虛火**

是指真陰虧損，引起的熱性病狀。傷陰症狀明顯，臨床表現有低熱，或午後潮熱，手足心灼熱，口乾，盜汗，唇舌嫩紅或絳，脈虛數等。

⑱**脾虛**

泛指脾氣虛弱或脾陰不足而言。臨床表現有食不消化、腹滿、腸鳴、泄瀉等（《素問・臟氣法時論》）。

⑲**丹田**

①道家有稱人身臍下三寸為丹田，認為這個部位是男子精室、女子胞宮所在處。②氣功意守部位名詞。其部位有三：臍下的叫「下丹田」，心

竅部的名「中丹田」，兩眉之間的稱「上丹田」。

⑳**中脘**

胃的內腔叫「胃脘」，胃腔中部叫「中脘」，胃的上口叫「上脘」，下口叫「下脘」。

註

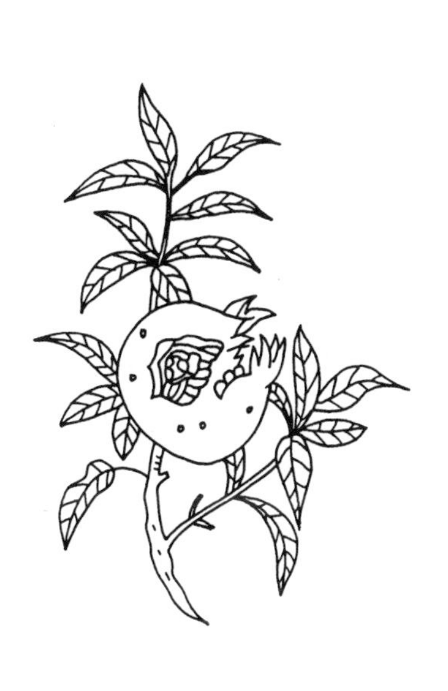

國家圖書館出版品預行編目資料

想活就要動／杭成剛、潘建榮、王九龍作
－－第一版－－ 台北市：知青頻道出版；
紅螞蟻圖書發行，2008.07
面　　公分.－－（健康IQ；28）
ISBN 978-986-6643-21-7 (平裝)

1.運動健康
411.71　　　　　　　　97010812

健康 IQ 28

想活就要動

總 策 劃／周亞菲
作　　者／杭成剛、潘建榮、王九龍
美術構成／林美琪
校　　對／周英嬌
發 行 人／賴秀珍
榮譽總監／張錦基
總 編 輯／何南輝
出　　版／知青頻道出版有限公司
發　　行／紅螞蟻圖書有限公司
地　　址／台北市內湖區舊宗路二段121巷28號4F
網　　站／ www.e-redant.com
郵撥帳號／1604621-1　紅螞蟻圖書有限公司
電　　話／(02)2795-3656（代表號）
傳　　眞／(02)2795-4100
登 記 證／局版北市業字第796號
數位閱聽／ www.onlinebook.com
港澳總經銷／和平圖書有限公司
地　　址／香港柴灣嘉業街12號百樂門大廈17F
電　　話／(852)2804-6687
新馬總經銷／諾文文化事業私人有限公司
新 加 坡／ TEL:(65)6462-6141　FAX:(65)6469-4043
馬來西亞／ TEL:(603)9179-6333　FAX:(603)9179-6060
法律顧問／許晏賓律師
印 刷 廠／鴻運彩色印刷有限公司
出版日期／2008年 7 月　第一版第一刷

定價 220 元　港幣 73 元

ISBN 978-986-6643-21-7　　　　**Printed in Taiwan**